U0254973

The Way of Music:
Creating Sound Connections in Music Therapy

音 乐 之 路

——在音乐治疗中创造声音的联系

【美】Kalani Das 著

谷德芳 译

中国轻工业出版社

图书在版编目（CIP）数据

音乐之路：在音乐治疗中创造声音的联系／（美）卡拉尼·达斯（Kalani Das）著；谷德芳译. —北京：中国轻工业出版社，2017.10（2020.6重印）

ISBN 978-7-5184-1575-5

Ⅰ. ①音… Ⅱ. ①卡… ②谷… Ⅲ. ①音乐疗法
Ⅳ. ①R454.3

中国版本图书馆CIP数据核字（2017）第206545号

总 策 划：石　铁
策划编辑：孙蔚雯　　　　　责任终审：杜文勇
责任编辑：孙蔚雯　　　　　责任监印：刘志颖

出版发行：中国轻工业出版社（北京东长安街6号，邮编：100740）
印　　刷：三河市鑫金马印装有限公司
经　　销：各地新华书店
版　　次：2020年6月第1版第2次印刷
开　　本：710×1000　1/16　印张：13.00
字　　数：110千字
书　　号：ISBN 978-7-5184-1575-5　　定价：39.00元
著作权合同登记 图字：01-2016-3864
读者热线：010-65181109，65262933
发行电话：010-85119832　传真：010-85113293
网　　址：http://www.chlip.com.cn　http://www.wqedu.com
电子信箱：1012305542@qq.com
如发现图书残缺请与我社联系调换
161045Y2X101ZYW

译者序

七月末的北京酷热难耐……

当我坐在没有开冷气的工作室开始写这篇译者序时，空气中的燥热交织的激动、兴奋、焦虑等复杂的情绪拨乱了我的呼吸和心跳，随后我逐渐听到笔记本发出的嗡嗡声、窗外空调压缩机的轰轰声、楼下五人制足球场传来的传球射门喊话声、树梢上鸟儿的叽喳声和蝉鸣、道路上汽车滴滴声以及1公里外火车的隆隆声……

我发现自己在有意无意地做着本书中的第五个练习——同心圆聆听。这真是一个有趣的体验。在翻译完这本操作性和实践性极佳的精彩著作后，Kalani先生的即兴哲学观深深地打动并影响着我；书中不仅仅通过循序渐进的指导、练习和音频范例帮助读者构建起临床即兴演奏技术，更是蕴含着源于作者多年丰富的临床和舞台经验的即兴智慧。这让我想起尼古拉斯·塔勒布（Nicholas Taleb）在《反脆弱》（*Antifragile: Things That's Gain from Disorder*）一书中提到的。"当你寻求秩序，你得到的不过是表面的秩序；而当你拥抱随机性，你却能把握秩序、掌控局面。"即兴的智慧与反脆弱的智慧不谋而合，从不确定性中获益。

最初"结识"Kalani先生是在2005年的读研期间，来自美国的外教带来一段颠覆我们所有学生认知的教学视频——鼓圈。原来音乐还可以这么"玩"！Kalani作为教学视频中的鼓圈带领者，其肢体语言、面部表情、节奏示范等都与团体鼓乐浑然天成，你可以从每一位参与者的脸上读到"释放天性、投入、专注、享受、喜乐、玩耍、生命力"等字眼，就像你可以从一群玩耍的学龄前孩子的脸上看到的那样。这些教学视频还包括Kalani使用各种打击乐器的演奏示范。不管是鼓圈带领还是乐器教学示范，Kalani 都带着一种从容、放松、游刃有余又享受当下的状态，这给我留下极深刻的印象。10年后有幸参与 Kalani 先生在国内举办的工作坊并与其结下友谊，才使我了解到他在音乐团体中呈现出来的那种放松地享受当下的状态完全得益于他丰富的临床经验、精湛的演奏技艺以及对于即兴精髓的理解。

临床即兴演奏技术作为音乐治疗中的四种基本方法之一，是音乐治疗专业的必修课。不过，虽然它在临床治疗中扮演着重要角色，却也常常令教师和学生苦恼不已。特别是那些在传统器乐教学中成长起来的学生，如何挣脱束缚双手的无形绳索、不止于"错误"的大胆尝试、如何用音乐流畅准确地表达自己、如何跟音乐"玩耍"，等等，这些特质对于即兴来说都是比手指技巧更为重要的。而这些正是传统教学中所忽略、回避或不曾涉及的。

本书从理论和实践两个方面精确描述了如何一步一步地获得手指技巧之外的重要即兴演奏能力，以及如何回归到像孩子一样的好奇、探索、投入和迎接挑战的状态。它时而读起来像一位严肃认真的老师随时准备抽查作业；时而又像是一位谆谆善诱的学长用故事和隐喻启发我们的思维。

随着音乐治疗专业在国内多所高校开设、招生以及近几年来市场上对音乐治疗师的求贤若渴，对于更广泛领域专业教材的引进和翻译也迫在眉睫。这本书的出版将填补临床即兴演奏技能系统学习方法的空白，是即兴演奏技术教学与实践的优质教材。

能有机会翻译这样精彩的著作并作序，令我实感荣幸且惴惴不安，唯恐理解谬误、文笔拙劣而失原作之华彩。幸而有作者 Kalani 先生及编辑孙蔚雯女士在翻译期间给予的帮助、鼓励和支持，这本书终能够顺利与读者见面。希望本书能带领读者闯入一片即兴的茂林，探寻即兴的智慧。

谷德芳

2017 年 7 月于北京

前　言

　　1987 年肯・布鲁西亚（Ken Bruscia）在撰写他的标志性著作《即兴式音乐治疗》（*Improvisational Models of Music Therapy*）时就深谙其他音乐治疗师将花费很长的实践来扩充这种在音乐治疗领域中具有重要地位的方法的文献。其中最著名的是托尼・维格拉姆的著作《即兴演奏式音乐治疗方法》（*Improvisation: Methods and Techniques for Music Therapy Clinicians*: *Educators and Students*，2004）*和苏珊・戈斯乔姆（Susan Gardstrom）的著作《团体音乐治疗即兴方法：领导者能力精要》（*Music Therapy Improvisation for Groups: Essential Leadership Competencies*，2007），这两本著作为如何教授和学习音乐治疗领域中的临床音乐即兴演奏提供了指导和方向。

　　有许多杰出的音乐治疗师将即兴演奏作为一项临床技术加以应用，如茱丽叶・阿尔文（Juliette Alvin）、玛丽布莱斯特勒（Mary Priestley）、保罗・鲁道夫（Paul Nordoff）和克里夫・罗宾斯（Clive Robbins），他们都对将即兴演奏作为临床应用基础做了描述。普里斯利在她的第一本书《音乐治疗在行动》（*Music Therapy in Action*，1975）中阐述了她针对成人来访者使用的心理动力学治疗方法。在书中，她描述了在治疗中运用各种类型的即兴演奏帮助来访者修通他们的议题。1975 年，阿尔文撰写了一本关于即兴演奏的著作《孤独症儿童音乐治疗》（*Music Therapy for the Autistic Child*）。1965 年初，鲁道夫和罗宾斯在著作《作为治疗的音乐艺术》（*Art of Music as Therapy*）中开始逐渐勾勒出他们基于即兴演奏方法的理论定位。现在，他们在音乐治疗领域的

---

* 该书中文版已由中国轻工业出版社于 2012 年翻译出版。——译者注

成就已享誉全球。

　　我常常谈及，来访者是如何尝试着运用即兴演奏将其无法用语言表达沟通的内容，比如一种情绪状态，使用非言语的方式与我们联结并进行交流的。在即兴演奏过程中揭示出的音乐语言传达着信任和真诚。正是通过这种语言，治疗关系得以形成并被了解。当关系纽带在即兴体验中建立形成、当自我认识逐渐确立，音乐治疗师的一部分使命已然达成。

　　即兴是生活的一部分。我们大多数的交谈都是即兴的，这是运用交谈双方都能理解的语言进行沟通的能力。我们的许多行为也是即兴的。我们以前做过的事情在新的环境下再做或许会有些许不同之处。在日常生活中，我们的即兴行为能力的提高取决于我们如何展开生活之旅。例如，当人们讲电话或开车交谈时，头脑里会冒出多少想法。人们对别人说的每一句话的回应都是经过再三思考才说出口的吗？生活中的即兴有时就是我们的第二天性。然而在音乐中，即兴常常需要学习才能习得。

　　我教了多年的即兴演奏，这让我有机会见证学生们的成长以及他们对即兴演奏在与来访者的关系中扮演的重要角色的理解。在教学中遇到的最大挑战就是学生们的音乐能力水平是参差不齐的。即便教学是从最基础的概念着手，我依然会发现许多学生会因为"即兴"这个词而感到恐慌，认为这是自己的技术和经验所不能及的。

　　本书以令人耳目一新的视角阐述了如何即兴。作者对相关文献做了大量研究，且不仅仅是在现有知识的基础上添砖加瓦，而是梳理出了一种独到的学习音乐和临床即兴演奏相关技术的系统方法。通过梯阶式系统地练习，读者对即兴演奏的艺术会有全新的认识和掌握。随书附带的录音也相当精彩，它清晰地呈现了作者在书中所陈述的技术，可以帮助读者通览即兴演奏的理论概念。本书作者是一位造诣颇深的音乐家，又了解临床情境对即兴演奏的需要，这两种经验在本书中的合二为一，正彰显了本书的主旨——帮助读者了解音乐的和临床的即兴演奏的基本原则。

　　我很荣幸能够为本书作序，本书中所运用的独到方法为音乐治疗教育和实践做出了突出贡献。当学生们的基础即兴演奏能力得以提升并逐渐专业化，这些训练的意义和价值终将传递给来访者。我们的来访者值得尝试通过这种全新的方式——音乐即兴的语言——进行交流。

——Ronald M. Borczon，注册音乐治疗师

音乐教授

美国加州大学北岭分校

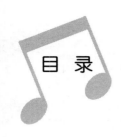

目 录

导　论

几个世纪以来，人们都在运用音乐创作作为改变的动力。这种动力性且无国界的"语言"似乎拥有某种能力，能穿透我们混乱的思维将我们天性和信仰的本真揭示出来。与他人一起演奏音乐为塑造形式多样的静态和动态关系提供了无数的机会。通过音乐演奏塑造的这些关系常常与我们的生活有着惊人的相似且意味深长。诸多论著阐述过音乐以超越言语的、瓦解语言和种族壁垒的能力影响着我们。它为我们提供了一种与我们的潜意识密切关联的表达方式，让我们能够触及自我内在的、可能被隐藏起来了的潜能。实质上，音乐创作极有可能成为积极改变的强大催化剂。

超过 30 年的职业音乐人生涯让我见证了音乐创作的变革性力量。这其中既有我个人的亲身经历——运用音乐训练和表演重塑因童年时的阅读障碍而遗失的自信，又有多年来作为表演和唱片艺术家、音乐教育者以及认证音乐治疗师所目睹的音乐给生命带来的改变。然而，音乐的本身并不能揭示其全貌。在这个过程中，一定有什么因素平行于音乐本身而同样扮演着（即便不是决定性的）相当重要的角色：音乐是如何被创造出来的。通过有机地找到自己的方式进行自由的表达，个体在这一过程中体验到的音乐不仅仅是单纯的音乐表演，而且是创造性表达的一种动力性模式。通过自由即兴，我们或许会找到联结我们内在深层自我的方式，并形成与他人强大的联结。这些联结与最亲密的关系不分仲伯。

"能令他人自由地表达自己的人都是强大的，因为他令所有参与其中的人都意识到了集体的和个体的能量。"

——著名音乐家维克多·伍顿（Victor Wooten，2006，p.107）

　　本书的目的就是脱离任何器乐性或惯常取向来探索即兴的概念，从而使之在涵盖宽泛的媒介和方法领域被广泛普及和应用。随后对音乐要素和技巧进行了循序渐进的阐述，音乐要素和技巧为即兴式音乐创作以及临床音乐即兴提供了全面的方法。虽然本书聚焦音乐治疗，但是这些概念同样适用于即兴式音乐教育模式，如奥尔夫音乐教学法，以及无论是再创造式、支持性、治疗性或其他任何形式的音乐创作。在音乐治疗内外，从各种各样的方法到音乐即兴的思路都已经被整合在一起以观共性。同时，对某些主题的不同见解的讨论也阐明了这种方法中的多样性和丰富性。

　　虽然我们在工作中必然运用各种流派或某种风格的音乐，但是音乐创作和特定即兴的原则是通用的且兼容并包的。因此，本书聚焦于教授原则和技巧，而非再创造或者模仿某种音乐风格（如"古典乐"或"爵士乐"等）。一旦你掌握了一些即兴技巧的基础，你就会发现学会和演奏特定风格的音乐变得更容易了。我们不在研究音乐风格上花时间的另一个原因是目前已有大量以此为主题的著作，任何想要学习某种类型和风格的音乐的学生都有大量的参考资源可选择。

　　同样，目前也有大量的资源在集中讨论临床音乐治疗的应用、群体、干预、案例和策略，等等。学生如果期望学习更多的有关临床音乐治疗的内容，通常会被建议寻找涵盖了诸多主题的优秀资源。可以访问美国音乐治疗协会网站并进行在线检索。因为本书的主旨是构建音乐即兴技能，处在职业生涯的任何阶段的音乐治疗师都会发现其内容是非常适宜和有用的。同时，本书也旨在延伸和补充现有的有关音乐治疗和即兴的文献，其目的是促进和协助音乐治疗师（以及其他在工作中使用音乐即兴的人）：（1）发展自己的音乐即兴技能；（2）与同伴一起练习这些技能；（3）应用这些技能为来访者提供更好的服务。

"相处一小时比对话一年更能让你了解一个人。"

——柏拉图

什么是即兴

当我们进行交谈、忙碌于工作、在周末或假期游玩享乐、烹饪一日三餐和进行艺术创作时，我们都在即兴。我们基本上是通过即兴过程来创造生活的。

即兴的定义之一是：没有预先准备的自发地创作和表演。

"没有预先准备"可能是一个容易引起歧义的短语，因为它听起来像是说我们没有准备好。但是你会发现，没有预先准备和没有准备好是有区别的。

另一个定义是：以任何可以利用的东西进行生产创作或制作。

"以任何可以利用的东西"是一个关键短语，因为一方面我们常常会发现自己在"四下寻找"素材，另一方面我们所"寻获的"超出了我们所需要的。讽刺的是，往往正是"寻找"（就好像是我们所拥有的并不够用）阻碍了即兴的进行。

"梦者外望，醒者内观。"

——瑞士心理学家卡尔·荣格（Carl Jung）

同时，当我们学着与周围海量的资源进行连接时，我们也拓展了创造有现实意义的、有价值的事物的可能性。为了达到这个目标，我们必须尝试超越已知的局限性（以及传统正规的训练），并与所有具有音乐性的事物创建与其声音的关系。或许，在生活领域中，没有什么比语言即兴更符合音乐创作的了。

独到的方式

在一项里程碑式的研究中，研究者要用功能性核磁共振来测量老练的爵士钢琴家的脑在进行音乐即兴时的变化。研究结果显示，相较于演奏一个现成的音乐片段，即兴演奏会显著地改变脑内特定区域的活跃性；更确切地说，与对目标导向行为的监控、评估和修正以及问题解决、意识的自我监控和集中注意力密切相关的脑区——外侧前额皮层和后侧前额皮层被大范围地去活化。同时，即兴也增加了感觉运动的活跃度。作者认为：

> "……去活化可能与失焦的、自由浮动的注意有关，这让自然自发的联想和突然的内省及顿悟成为可能。"

你可以想象，即兴这种允许用音乐表露潜意识冲动、思维和情感呈现且发展的独特特点对于治疗过程来说是多么重要。如果能在治疗过程中娴熟地使用，即兴将会是一个独一无二的工具，有着无与伦比的治疗潜能。

音乐治疗中的即兴

即兴是音乐治疗中使用的四种基本方法之一（Bruscia 1998，p. 29），其他三种是再创造式、作曲式和聆听式（接受式）音乐治疗方法。作为一个音乐治疗师，你的工作既包括提供一个动态的、个性化的治疗方案，这些方案也必须是非常灵活且可调整的。即便是在设计了"完美的"治疗计划后，真实的生活情境依然需要你对其进行创造性的修正，有时甚至是把当下的方案彻底推翻。周遭意外的变故、时间间隔、资源、人群、来访者的情绪和喜好等可能会要求你快速有效地改变和调整治疗计划以满足来访者的需要。即兴技术几乎适用于所有的临床情境，从私人执业到公共机构；几乎适用于所有类型的人群，从有特殊需要的儿童到住院患者。

本书所涉及的即兴主要是指临床即兴，以区别于音乐性即兴。音乐性即兴是一个创作有审美价值的音乐作品的过程，出现在如演出性乐团或音乐课堂里。临床即兴是一个协同创造有治疗价值的音乐作品的过程，可作为个性化治疗计划中评估、治疗和评价阶段的一部分。在临床即兴中，来访者和治疗师发展的（与音乐、自我和他人的）关系使人了解了治疗过程且常常体现着各种不同的审美价值。音乐治疗师虽然从外显功能上看更像个音乐家，但其最首要、最重要的角色是治疗师。

不要奢望音乐治疗的来访者有足够的能力参与即兴体验。来访者的个人能力将会决定他们在即兴中能体验到的程度以及以什么样的方式去体验，但是大量实例证明，在你的帮助下，他们会找到自己的方式。

并非所有的即兴都会产生一个"音乐"作品。在一些案例中，即兴会产生一个"声音模式"（Bruscia，1987），其更多是指使用乐器作为参考或表达工具，与音乐性或审美愉悦价值无关。声音模式还是创造声音关系的媒介（这些声音关系能使人了解并指向人际关系），因此在临床实践中是行之有效的方式。在一些案例中，当再创造式和作曲式音乐创作可能会带来一些挑战时（如对有重度智力残疾的来访者来说），即兴式音乐治疗可为来访者提供一些表达的方式，且同时为治疗师创造了建立声音关系的机会。即便是在再创造和作曲式音乐创作中，即兴也总是聚焦于当下。因为音乐治疗是一个动力性过程，"在当下"的变化通常与调式调性、节拍、节奏、音调、音色、歌词和配器的改变有关。如果音乐治疗师能够轻松自如且自信地使用其即兴能力，则更有能力快速且有效地改变以协助治疗过程，最终提供最高质量的服务。正如 Stephen Nachmanovich（1990，p.99）在其专著《自由的演奏》（*Free Play*）中所说的：

　　"与他人分享艺术创作的过程及其本身，是人类关系的表现和沟通的工具，同时又激励着这种关系。演奏者通过他们的演奏构建了自己的社会。团体即兴，这种人与人之间最直接的关系（除了他们的意象，中间不需要任何其他的媒介）可以成为强大且独一无二的友谊的催化剂。这种亲密是言语或慎思所不能匹及的，像极了爱人之间那种微妙、丰富且即时的交流。"

　　治疗进程中最核心的因素就是治疗关系。与来访者（以及团体中来访者之间）形成亲密的联结是迈向创造性积极转变的重要一步。当演奏者"构建他们自己的社会"时，他们所建立的规范和价值观也折射出了他们是谁。当他们通过音乐这种非言语媒介进行创造时（"除了想象力不依靠任何媒介"），他们挣脱了语言、思维和想法的限制，构建了亲密的关系，这使得他们有能力更深入地了解彼此，让彼此在潜意识层面联系在一起并形成"强大且独一无二的友谊"。通过即兴，每个人都贡献出了自己的一部分，共同营造了归属和舒适的氛围。每个人的投入对于最后的产出来说都是有价值且重要的。最终，演奏者们常常会更多地投身于其中，与彼此形成协同合作的关系，而不是迎合顺从来自外在环境或权威的规则。因为自由即兴的音乐创作基于其真诚的表达和交流，能够成为构建亲密关系的催化剂，这也是许多音乐治疗模式[①]中最核心的部分。

[①] 模式包括：创造性音乐治疗［Creative Music Therapy（Nordhoff-Robins）］、自由即兴式音乐治疗［Free Improvisation Music Therapy（Alvin）］、分析式音乐治疗［Analytical Music Therapy（Priestley）］、实验性即兴演奏音乐治疗［Experimental Improvisation Music Therapy（Riordan-Bruscia）］、奥尔夫即兴演奏等［Orff Improvisation and others（Bruscia）］。

内容总览

本书先从理论的角度（相对来说没用常规的理论准则）阐述了音乐表现力的基础组成部分，然后讨论了音乐内部技术、音乐间技术，最后探讨了聆听工具和团体带领策略。这里并没有涉及治疗策略、治疗计划、图表和记录；尽管本书提供了一些内容可以帮助你在实际工作中将音乐与非音乐的部分联系起来，但并未涉及与临床音乐治疗相关的非音乐性活动。

全书中，尤其是在讨论音乐间技术（第五章）时，我使用了"治疗师"和"来访者"这两个名词。这是为了澄清许多练习实践中的角色关系，以及为你在做治疗师时如何运用本书提供了背景信息。话虽如此，本书中涉及的音乐工具和技术可以被运用到任何一种以音乐为中心的专业领域，包括音乐教育、音乐表演以及娱乐性音乐创作中。在某些特定环境中，"治疗师和来访者"可能会被其他名词所代替，如"老师和学生""演奏者和搭档"以及"引导师和参与者"等。只有在理解了这些特定环境的目标时，这些代替才有意义；教育或娱乐性情境中的即兴并不能胜任临床治疗，不能与提供音乐治疗的即兴相提并论。但是对于任何愿意且对提高自己的知识和技能感兴趣的读者来说，本书提供了临床音乐即兴演奏领域内外大量有用和有益的内容。收益之一即是在为音乐即兴创作提供机会的同时让自己更能享受整个过程。最终，无论你的主题是什么或你服务的目的是什么，你在深层次且有意义的层面上的聆听、联结和互动的能力将会使你的服务对象受益。以下是对每一章的简要概括。

第一章　在实践和音乐治疗情境下，探讨了即兴演奏的本质和潜力。同时帮助你对本书内容的实验、反思、内省和吸收做好充分的思想和精神准备。

第二章　帮助你发展并深化你聆听周遭环境中的声音并与之联结的能力，这是一种必备的能力但有时是未充分开发的。你会以聆听乐音的方式练习聆听所有声音，并以个人即兴的方式与它们进行互动。

第三章 聚焦表达性技术和音乐语汇的发展。你会学习到音乐元素以及以整体的和有机的方式从单一元素发展出复合元素的内容。掌握本章会为你的音乐即兴演奏奠定基础。

第四章 关注音乐内部技术的发展，学习如何运用动力、速度、音色、音长、节拍、节奏、旋律、和声、织体和曲式构建音乐关系。掌握本章可以帮助你与乐器、音乐元素建立联结，并为你与他人一起创作音乐做好准备。

第五章 关注在同伴或团体体验中发展音乐间技术。你将有机会练习大量动力性技术以帮助你成为一个机敏、灵活和富有直觉的音乐搭档和带领者。

第六章 明确音乐治疗常用的即兴演奏的主要类型，为实施团体即兴演奏练习提供活动大纲。

第七章 了解两种通过多种视觉和听觉框架为你的实践提供信息的评估工具。本章会帮助你为个体、搭档和团体创建、引导和评估各种类型的即兴音乐体验做好准备。

练习

在每个音乐元素之后都有相应的实践，至少是一种类型的"练习"。这些练习旨在提示你如何运用一种或多种技术探索某个具体的音乐元素。因为大部分技术基于基本的概念，所以讨论中也常包含一些音乐背景之外的特殊概念。

就像任何人都会跟你说，学习一门语言最好的方式就是生活在讲这种语言的国度里。音乐也可被比作这样一个你要去的地方、一个你可以生活的地方或一种文化。在即兴演奏上取得最大进步的方式无疑就是让你自己沉浸在这种文化中。你可以阅读这种文化、聆听它并智慧地抓住核心概念，但是要想真正掌握它，你只能通过现场音乐。基于此，在你学习过程中最最重要的就是尽可能最大程度地投入每一个练习。每一个练习都为助你逐渐精通技术而量身设计，但是必须要你亲自去尝试体验。仅仅是阅读和思考音乐是远远不够的。你必须花时间沉浸在音乐中，住在里面，将音乐作为母语。要相信音乐本身就是你的老师，有你这样的学生她会很高兴，但是你必须承诺并投入与其终生的对话。

演奏规则和规定

在本书中，你会看到常被称为"演奏规则"或"约定"的内容，这两个同义词可见于音乐治疗临床即兴的经典文献（Bruscia，1987；Gardstrom，2007；Wigram，2004）。演奏规则是指一系列来访者认可并愿意遵循的准则、限定或约束条件，其目的是：（1）为即兴演奏创建一个安全的构架；（2）协助围绕一个核心观点或主题组织演奏；（3）挑战演奏者以"手边可用"的素材进行创作。演奏规则实际上适用于任何准则，其本质上是动静兼并或动态的。本书会紧扣音乐本身来描述这些规定以期精准聚焦。一些能够实施演奏规则和约定的常见类别包括：

- 调性：根基、音阶、音区、旋律、和声。
- 音色：单一音色、复合音色、特殊类型。
- 时间性：速度、节拍、模式、变化、曲式。
- 动力性：音量等级、重音和变化。
- 配器：一种或多种类别、有音高或无音高。
- 技术性：击打、刮奏、吹奏、弹拨、双手、槌击。
- 程序性：先 A 后 B、若 A 则 B；快速、慢速、循环。
- 指示性：代表 X，代表从 X 到 Y 的改变。
- 合奏：全体、小团体、二重唱或二重奏、独奏。
- 相关性：模仿 X、匹配 X、与 X 形成对比。

即兴演奏规则的范例如：

- 将所有乐器都调到 C 五声音阶（调性），演奏过程中每次只加入一位演奏者（程序性），以中速、4/4 拍进行演奏（时间性）。当所有人都加入演奏时（程序性），再逐渐用人声代替你乐器的声音（程序性或配器）。建构整体的音量持续超过 30 ～ 45 秒（动力性），最后大家一起以"嘿"作为结束（程序性）。
- 每人逐个挑选一件乐器（程序性）以确保没有相同的乐器出现（配器）。团体（合奏）一起创作音乐，反映都市生活的拥挤喧嚷（指示性）。三四分钟后，过渡到演奏某个可以让你重拾内心的宁静的地方（指示性或个性化）。
- 只选择一些低音鼓（配器、音色或调性）用双手进行演奏（技术性），所有人模仿当大卫加入演奏时（独奏或相关性）那种音量很弱很弱（动力性）的方式。当大卫用眼神选择了一个新的带领者后（程序性），带领者会改变音乐，然后每个人都随之匹配其演奏（相关性）。重复这个过程（程序性或循环）直到每个人都至少做过一次带领者且不超过两次（程序性）。

你或许会想，在即兴音乐演奏中运用演奏规则其实会有无限可能性。当你探索这些可能性时，去思考演奏规则会以何种方式协助整个治疗过程。根据来访者的音乐技能、背景、需要、优势和当前状态，什么样的限制会助其成功？演奏规则如何发生改变方会影响即兴演奏过程？什么时候让来访者自己选择演奏规则比遵从治疗师定的规则是更有益的？他们是否意识到了自己所有可选择的余地？你如何帮助他们在自己的个人和社会生活中运用演奏规则，为更好的生活创造一个"安全容器"。

方法

本书运用了四种最主要的音乐活动方法：即兴、再创造、作曲和聆听。尽管对读者来说最主要且终极的目的是成为更优秀的即兴演奏者和即兴演奏带领者，但是其他三种方法却以其特有的方式参与了整个发展历程。因为本书中的音乐体验包括演奏规则，类似半自由和非自发的音乐创作。就像练习曲能帮助学生逐渐精通某项技能或音乐效果一样，这些音乐体验也是如此。随着你的技能的建立和增加，你会将个人音乐技巧与更复杂、更具临床性的相关技术结合在一起。并最终超越音乐学习过程而将更多的注意力放在来访者的个人需要上。为了领悟和讨论我们的音乐旅程，我们可以运用音乐聆听的方法。用批判的耳朵聆听我们所创作的音乐会帮助我们获得对自己的音乐技能和人际交往能力状态的内省。我们内在的批判者或许并不想聆听自己的音乐"表演"，但是聆听某人"正在进行的演奏"是一种极其有用的工具，它可以表现出你作为一个音乐家和音乐治疗师的发展阶段。若当我们练习某个特殊类型的即兴演奏时使用了预先设定好的框架、配器和演奏规则，我们基本上是在运用再创造式音乐方法。学习即兴演奏但不思考自己是如何即兴的、该运用哪些技术以及为什么运用这些技术，就像是在探索未知领域，但在这个过程中不去驻足观察、做记录和查找地图。当我们对自己所创造的音乐展开讨论、计划并记录时，不管是否运用了演奏规则，我们都是在使用作曲方法。每一种方法都塑造着我们的音乐体验，并最终促进了我们的音乐性的发展。

即兴演奏能力

本书中会间或出现"PR#"和"MU#"的索引。这些索引指向的是附录 B 的能力列表，其中很大一部分取自于戈斯乔姆（Gardstrom，2007），而且非常有助于将本书的内容与临床所需要的能力相结合。向教师和学生呈现的这些索引将这种结合体现了出来。随着对本书的学习，你会找到更多规定的体验活动来帮助你提升临床能力和实践能力。

体验式学习任务

附录 C 列出了 16 项循序渐进的任务，这为学生和教师评估学生学习本书的进展提供了机会。学生需要根据其体验提交相关的主观和客观报告。这些任务可以依原样实施，也可以根据学生、教师或班级的需要进行酌情修改。

关于音频范例

音频中提供了关于本书所教授的概念和技术的大量范例。所有范例的录音都取自即兴演奏，没有任何彩排或编辑的痕迹。这是为了真实地呈现即兴演奏原本的样子，包括了对乐思、动力改变、角色关系的实验和发展以及有些听起来是"错音"的片段。在大多数情况下，每条音频都包含数个音乐概念或技术。学习本书时应谨记这一点，记录每个范例中具体的元素。你可能会发现自己数次回到了同一个音频范例，而每次都是因为不同的概念元素。随着音频片段变得越来越复杂，增加了演奏者、章节和各种乐器，这种情况会出现得越来越频繁。随着你的音乐感知能力和聆听辨别能力的提升，以及透过临床即兴演奏音乐治疗的视角，每次再去聆听同一条范例时，你都能听到越来越多的内容。

在很多情况下，一条音频会包含数个改变，而一个概念也会出现在不同的音频中。由于音乐的全息性，这完全是在意料之中的。对每条音频的聆听包括主要特征和配器。当音频中有治疗关系出现时，"治疗师"的乐器列在前且用黑体，随后是"来访者"。音频范例反映了几种可能性，比如你可以从音乐的角度聆听，同时也可以通过分析的视角记录哪里呈现出了特定的关系。

当你准备练习的时候，请记住这里所提供的范例并不是你展开自己的探索时的榜样，你的探索会因演奏者、地点和时间的不同而有机地展开。聆听音频范例或许是有帮助的，但是只有你自己的体验才能真正教会你如何即兴。像绝大多数学习一样，实践出真知。

在附录 E 中你会看到音频范例的完整列表。

"斯特拉文斯基曾说过作曲是有选择性的即兴，这就是说，作为一个爵士乐手在舞台上冒出来的那些核心乐思和你作为作曲家所写下来的是相同的内容。"

——Chris Brubeck

做好准备

能运用一种乐器演奏出各种各样音乐效果的能力称为技术。技术可以用心地自学，或者跟着老师在正式的训练中习得。如前所述，本章主要是探索如何帮助学生发展能够运用即兴技术来创作音乐的能力，从特定惯有的限制或器乐演奏的框架中解脱出来。音乐即兴从本质上就与有条不紊、可量化的教学法有点格格不入。这为教授即兴，尤其是"成功的"即兴，带来了些许挑战。某种特定风格的即兴，如爵士乐或民俗音乐，可以遵循其编码化的客观的标准来完成。而自由或"纯正的"即兴则不行；但是我们将会探索其特定的原理和规则，以帮助我们理解通过音乐演奏所形成的关系的本质。

或许衡量即兴音乐最有效的标准是即兴者和音乐之间建立的关系，以及如何运用这些关系达成具体的目的和目标。乐感在表达内在的状态和形成音乐间的关系上扮演着重要的角色。一个人在音乐地带准确导航的能力，以及既保持中心又能够运用方法手段去探索新的版图的能力，这些常常可以用来衡量或展现一个人的乐感。当一个或多个旅行者都很熟悉这个地形时，他们能够通过分享体验来建立相互的联系，并同时扮演领路者和跟随者的角色。他们能够在整个探索的过程中为彼此提供支持。再创造的音乐就好像去探访一个熟悉的地方，这个地方的地图已经被先前的访问者绘制出来了。即兴则会带领我们去到那些地图上未标注的地方，在那里我们只能时刻依靠自己的反应和适应能力进行探索。

没有预先准备和没有准备好之间是有区别的。

一些人喜欢做计划，而另一些则时刻准备着迎接任何可能出现的事情。前者聚焦于一张地图、一个流程、方法或规程、具体的策略，等等。计划对于一些人来说提供了舒适感和安全感。"告诉我去哪里，我就会到那里去"——旅行者如是说。我们都知道，计划鲜少按照我们设想的进行，所以在现实中，我们会在某种程度上最终使用即兴。我们选择某条道路是因为它看起来不错。我们在感觉对的地方停下来。在人生的大部分时间里，我们观看、聆听、感觉我们的道路；能做到这一点是因为我们拥有自主性。我们知道我们有选择；我们总是能转身、改变、撤销我们所做的，如果需要，甚至会创造一条新的路径。尽管我们可能在很多日复一日的事情上（例如，准备去工作、交谈、小憩、开车回家、上床睡觉，等等）重蹈覆辙，但我们又时刻可以做出选择和创造。

由此可以得出一个论点，即日常生活中的方方面面都或多或少地含有即兴（Schnebly-Black & Moore，1997）。的确是这样，我们只要一张嘴讲话，几乎就是在即兴。对话需要我们基于词汇形成连贯的语句，并对我们说话的对象进行回应。又或是做一顿饭或对房屋进行一次快速的维修。奇怪的是，当我们没指望用即兴（做当下的决定）时，我们有时体验到的是一种有压力的情境，而非一次令人兴奋的机遇。稍后我们会发现，用不同的方式做事情常常会拓宽我们的思路，使我们感觉充满活力和生命力。对于计划者来说，不做计划太过于随意，是粗心大意、不负责任、不可靠的行为。为什么你从来没有想过不去制订计划？为什么必须要计划？

对于计划者来说，仅仅是"即兴"这个词就意味着某些事情已经步入歧途。"我们不得不在最后一分钟即兴发挥，因为事情没有按照我们原来料想的那样发展……"关于"即兴"这个术语，Bailey（1993，p. xii）写道：

　　"一些即兴演奏者在使用这个词时有着极大的不情愿，表现出了强烈的厌恶情绪。我想这是因为其被广泛认可的含义暗喻着即兴是不做准备的、不深思熟虑的，完完全全是即时随机的行为，是肤浅且不合逻辑的，缺乏构思和条理。他们反对这种暗喻，因为他们以自身经验为师知道那并不是真相。他们知道没有什么音乐行为比即兴更需要技巧和献身精神、充分的准备、训练和委身。"

　　我们的确可以学习和练习即兴，并为之做准备。或许又会有人辩驳说，为了完善有效地履行音乐家、治疗师和老师的职责，我们必须为意料之外的事情做计划准备。即兴不是随机的——是关于当下的；不是随意胡乱来的——它需要高超的技巧；不是肤浅无价值的——它是精髓。

　　做好准备意味着同时具备个人的和人际间技巧，能够时时刻刻畅游于音乐国度。这或许是成为一个音乐家最令人兴奋、最有意义的方式之一，仿佛是望向林林总总关系（只有音乐能够创造这些关系）的那扇最清晰的窗口。因此，即兴技术是治疗中不可或缺的一种工具。即兴能够提供表达的自由和脱稿的自由；即兴的能力意味着可以跨越习俗和文化进行对话，自由地真实着——充分地存在于当下。

以乐器为师

　　每一件乐器，无论是你的嗓音、你的身体、天然乐器还是传统意义上的乐器，都拥有内在的引导提升你获得和掌握技巧的能力。一件乐器以声音的形式（或有时是无声的）为音乐家提供即时的反馈。当音乐家探寻更令人愉悦的音乐时，他从乐器上获得的反馈的质量和数量连同演奏乐器时的感觉引导着他。简言之，每一件乐器都会根据你的个人偏好教会你：你演奏的什么是"对的"，什么是"错的"。久而久之，音乐家获得的反馈以"悦耳动听"

或"刺耳不悦"的方式引领他熟练地掌握乐器，并帮他进行调整。在 Patricia Ryan Madson 的著作《即兴的智慧》（*Improv Wisdom*，2005，p.114）一书中，作者写道：

> "即兴的精髓就是行动——即时而动。我们行动是为了发现接下来会发生些什么……我们先于计划开始。我们所做的推动着我们向前，同时给我们更多的信息告诉我们如何继续往下进行。行动本身就变成了老师和向导。"

最后，音乐家可能通过发展出高超的演奏技巧来掌握一件乐器，这继而也能够让他更自由、更详尽地表达他的想法、情感和冲动。不管是不是在某种特定的音乐风格或流派中，这种试错法的概念同样适用于对音乐内容（节奏、旋律、和声）的学习。当你"练习"即兴时，"过程"会告诉你该如何练习，即兴本身就是你的老师。

实验是关键

耐心和时间产生技巧。这是在大量的音乐演奏中进行有意识的、有针对性的努力的结果。技巧可以通过在特定的技能、模式或音乐章节上进行强化训练而发展获得；也可以通过花大量的时间进行音乐自由演奏（跳出正式的音乐、音乐课程和练习曲的条条框框）而获得。你的技巧一部分指的是技能，另一部分是指实验的态度。实验是试错、努力尝试和评估的过程，以及发现不奏效的方法并关注更有效方法的过程。

思考一下，你是如何发展你讲话的能力并将你的想法转变成流畅的语句的。你是从参加语言课程开始的吗？当然不是，通过试错，你聆听、模仿、探索单词与短语的意思。你将自己沉浸在语言中，周围环绕着各种"说话的人"，日复一日，你就变得能流畅表达了。大部分人在 4 岁时就能流畅地说话了！这对于音乐的学习过程有什么启示呢？学习"音乐的语言"是一样的。

再想象一下当你和某人谈话聊天时，你其实使用了大量的即兴。当然你可能会有一个主题，诸如工作中发生了什么或某个你想解决的问题，但是一旦谈话开始，你就开始即兴了，尽管在此之前你可能打过腹稿。这听起来耳熟吗？

布鲁西亚（Bruscia，1987，p.174）概述过实验性即兴治疗的流程阶段，即在热身和聚焦阶段后会有一个循环：

1. 尝试实验：类似于音乐的"头脑风暴"活动，其中可能包括在聚焦阶段确立的特定主题。这是"游戏"阶段，所有的想法都是有效且可公之于众的。
2. 做出反应：这是思辨阶段，可对实验阶段所发生的事情进行评估。
3. 寻找主题：这是一个更精细化的积极演奏阶段，素材开始形式化。
4. 做出反应：进一步探讨和提炼素材，可能同时包括讨论和演奏示例。

完整的循环包括更多阶段，比如第二主题和演奏。完整的解释在原著中都有阐述。

从这个流程中我们可以看出其显著的观点是实验包括尝试、评估、提炼，等等。有时出现并阻碍人们不能即兴的想法（或恐惧）是如果在开始的时候有某些部分听起来不怎么好，就意味着或反映出了演奏者的缺点和不足。简言之，人们不想让自己的演奏听起来很差劲，所以也就不去尝试即兴。如果你就是这样的，那么你必须找到一种允许自己去尝试实验的方式。你可以提醒自己和他人，即兴是一个过程，它包含几个阶段——实验（游戏）、做出反应（聆听并思考之前探索到的声音）、寻找主题（将你的想法形成有意义的表达）。这就意味着你必须允许自己以不带任何评价或不做任何对比（将音乐产出与任何体验之外的作品进行对比）的方式进行实验尝试。这意味着你只要

"弹就好了"。

　　"即兴是对日积月累的渴望、梦想和灵魂之智慧的表达。"

　　　　　　　　——美国小提琴家耶胡迪·梅纽因（Yehudi Menuhin）

学习之声

　　一个有着多年教学经验和众多学生的吉他老师被问及一直以来总是要去听初学者演奏是否会觉得厌倦。"听这些初学者日以继夜地在音乐中挣扎的声音，会搅得你心烦意乱吗？"有人问道。"不。"他回答说。"我将之视为这个人的学习之声。事实上，我发现这句话令人振奋不已。"这是多么棒的态度——因为得知他人在寻找自己的道路、以自己的乐器为师并让乐器引领他们收获更满意的结果而感到兴奋。随着年龄的增长，人们越来越难以忍受"错误"和那些听起来"糟糕的"事情。他们可能会担心如果自己演奏的声音透露笨拙的技巧，别人会怎么看他们。他们还可能会害怕，一旦开始花时间在自己做不好的事情上，他们就不得不承认自己不是天赋异禀或聪明的。归根结底，许多人内心的想法来自没有耐心的老师、家长、同伴以及时刻存在的"内在批评者"。

　　这些关于自己演奏的音乐的消极评价不管是来自他人、自我还是自己乐器的反馈，都必然贬损自信和自我意识、降低尝试演奏音乐或即兴的渴望。问题是：你是否能够忽视这些来自过去的信息，怜悯、理解、支持自己并允许你自己发出学习之声？当你开始发展自己的技巧和技能时，你是否愿意让自己看起来像个学习即兴的学生？你是否愿意兴奋地面对所有的可能性？当你的乐器和其他音乐家帮你寻找自己的道路时，你是否能容忍一些"糟糕"的音符出现？你是否愿意像孩子一样对世界充满了好奇和兴趣？

　　或许，怀疑的成年人和好奇的孩子之间的区别就在于：怀疑的成年人将一盒子积木倾倒在地上，看到的是一堆瓦砾。他开始寻找说明书。如果他找不到就会感到焦虑。经过深思熟虑，他决定建造一座城堡。他会四下环顾，看看有没有人在看他。（他当然希望在别人看到之前建好。）就在他正要开始醉心于自己的创作时，整个城堡垮塌了，成了一堆废墟。他失败了。

好奇的孩子将一盒子积木倾倒在地上，心想，"哇！积木！"他开始搭积木，根本不在乎有没有人在看他。过了一会儿，他决定自己建的是座城堡，并在上面加了一座塔。当塔建得太高而崩塌的时候，城堡也跟着倒塌了，他觉得这简直是有趣极了！大笑之后，他看着满地的积木想，"哇！积木！"

有时，通过观察孩子们的游戏，我们可能会意识到世界总是新鲜的。作为成年人，我们常常不再去体验世界本身的样子，因为我们以为我们了解。我们会核对头脑中的某些事情，因为我们"做过"这、"做过"那，我们了解它。所以，当我们走在人生的旅途上时，我们常常思考着其他的事情（将来的或是过去的）。我们没有真正地活在此时此刻，因为我们的思绪总是将我们拉扯到其他地方去。我们没有处在当下。事实上，世界对孩子们来说是鲜活和新鲜的，对成年人来说也是一样。作为成年人，我们必须向"未知"的事情敞开我们自己，像孩童一样用开放的思维和心态去经历每次体验。如果你能做到这一点，你就会爱上即兴，因为你会真切地存在于当下——生活发生的地方，而生活总是有机会让你体验到新鲜、兴奋和各种奇妙。

> "我认为，音乐是每个人内在的、与生俱来的——一种天赋权利。音乐整合了心理、身体和灵魂。"
>
> ——美国小提琴家耶胡迪·梅纽因（Yehudi Menuhin）

沉默是金

"出了什么问题吗？为什么你不说点什么？"如果这听起来很耳熟，或许是因为我们似乎认为相较于什么都不做，创造"活动"才是有价值的。而实际上，正是在保持沉默的时间里，我们才能够真正地聆听我们自己、整理我们的思绪和感受、充分地体验当下并获得顿悟。为什么沉默有时是"不舒服的"？为什么人们更倾向于聊天而不是在一起安静地待着。

> "对于音符的处理我并不比其他很多钢琴家做得好多少。但是在
> 音符与音符之间的停顿处——啊，这才是艺术之所在。"
>
> ——奥地利著名钢琴家阿图尔·施耐贝尔（Artur Schnabel）

在《音乐治疗品文》（*Music Therapy Vignettes*，1997，p.33）一书中，作者 Ron Borczon 写道：

> "在音乐中，沉默扮演着多种角色。它可能是休憩或沉思的时
> 刻；也可以激化强烈的紧张感和忧虑感。娴熟的作曲家了解沉默的
> 这些特性，音乐治疗师也应如此。如果将一次治疗看作一次音乐创
> 作，如果时机恰当，沉默会出现多次。对于年轻的治疗师来说，这
> 些沉默可能会令其如坐针毡或很难适应。有经验的治疗师和作曲家
> 则会意识到，沉默不仅仅是必须的，而且是动力。"

音乐人组织（Music for People，MfP）*用"荣耀沉默"一词来建议，如果你没有什么需要添加的，保持简单地聆听就好了（Oshinsky，2008）。站在音乐的中心就好比站在暴风的中心，四下宁静。奉献我们的沉默是一种无私的、有时又具有挑战性的行为，体现了你对音乐和你的音乐同伴们极大的敏感和尊重。MfP 的建议是演奏铃或钟并聆听其声音逐渐隐匿在沉默中。这是多么

---

* 音乐人组织是由大提琴演奏家大卫·达林（David Darling）和长笛演奏家邦尼·英萨尔（Bonnie Insull）于 1986 年在美国成立的非营利性社会团体。该团体致力于推广和应用把音乐创作和音乐即兴作为自我表达的媒介的理念。——译者注

棒的冥想体验，同时也是声音和沉默如何共生的范例。

> "听得见的乐曲是悦耳，听不见的旋律更甜美，风笛呵，你该继续吹奏。"
>
> ——英国诗人约翰·济慈（John Keats）

> "勿奏万有，但奏无存。"
>
> ——美国爵士音乐家迈尔斯·戴维斯（Miles Davis）

与声音做游戏

你热爱声音吗？如果音乐家的媒介是声音，那音乐家岂不是都应该热爱声音吗？我的一个同事，也是我大学时的室友，投身于寻找和探索各种声音的使命中。回想上学时，他常会带着在五金店、废品回收站、厨房或车库最深处发现的东西来找我。"快来听听这些奇妙的声音！"他会叮叮当当地敲打起来。有一次，他带来一个烤箱架，用线拴在手指上悬垂下来。他用手指堵住耳朵并用东西击打架子使其震动。我试了一下，那感觉简直是妙极了！他就像是个声音猎人。现在他是洛杉矶市为数不多的顶级录音室音乐家之一。

> "新事物的创新不是由智力完成的，而是来自内在需要的游戏本能。创造性思维与其所钟爱的客体一起玩耍。"
>
> ——瑞士心理学家卡尔·荣格（Carl Jung）

就像展开一段旅程一样去开启你的音乐之旅吧！忘记你所学过的该如何演奏乐器这回事，去探索声音的极限。当我与那些因为即将开始音乐创造而感到害怕的人们一起工作时，我常常用的策略是向他们解释我们仅仅是"和声音玩个游戏"。这似乎能够缓解舞台焦虑，并让整个活动听起来很好玩。毕竟，音乐即兴所涵盖的远远多于仅仅演奏某些音阶或节奏；而是要成为声音的探险家和爱人。Madson（2005，p.35）写道：

> "过度计划的习惯会阻碍我们观察当下现实的能力。头脑被占据着而错过了当下……用注意力来取代准备。"

> "计划越多，失误越多。"
>
> ——美国打击乐演奏家卡拉尼·达斯（Kalani Das）

> "音乐是你自己的经历、你的思想、你的智慧。如果你不能活用，就无法用号角将之吹奏出来。"
>
> ——美国爵士音乐家查理·帕克（Charlie Parker）

深度聆听

聆听意味着停下你手头的事情，参与到你周遭的环境中；意味着对你周围的事情充满即刻且深深的好奇。聆听是音乐创造的核心，因为我们所听到的反映出了我们所演奏的。越充分拓展你的聆听技能，会使你越具备音乐性。我曾听说过音乐家 Bobby McFerrin 谈及他进行音乐创造的方法。或许你会期待这位蜚声乐坛的音乐家谈论音符、音节、风格或音乐创造的其他表情要素——我们所听到的音乐。恰恰相反，他提到的第一件事就是聆听，以及他是如何用整个身体、全人地进行聆听的。维克多·伍顿（Victor Wooten）在《音乐课》（*The Music Lesson*，2006，p.244）中写道：

> "只有通过聆听的力量才能获得真正的了解。"

这个关于音乐创造的观点有着深远的寓意。它指出了存在的重要性，以及为了获得真相始终保持积极聆听的重要性。在本文中，我会用"聆听"这个词来描述头脑中的这种活动强度。随后，当你进行音乐体验时，请思考你是如何在发展你的表达技能的同时发展你的聆听技能的。乐队中的成员是否有在聆听，大多数乐队音乐家能够马上辨别出来，这可以从他们对音乐的回应中看出来。不管你是以音乐还是以谈话为媒介进行深度聆听的，来访者都将充分领会你对细节的关注。你的每一段关系都会得益于良好的聆听技巧。

"智慧的老猫头鹰坐在橡树上；勤于观察少说话；悉心聆听少开口；为什么我们不能像这智慧的老鸟呢？"

——爱德华·荷西·理查德（Edward Hersey Richards）

聆听永远都是此时此刻的体验。一旦你听到了，这件事情就会成为回忆，以各种方式被使用和提取。但是如果你关注这些回忆，就会失去与当下的联系。同样的，期待一件事情的发生是将注意力投注到对未来的关注上，也呈现出与此时此刻的分离。作为一个音乐家，你得使用过往的经验，也可能要对未知有个预判，但是你不能因此失去与当下的联结。"即兴演奏者的生命线就是注意力"（Madison，2005，p. 70）。每时每刻围绕着我们会发生很多事情，事实上，我们的大脑会过滤掉我们的感官收集来的大量信息，以帮助我们更好地聚焦在某个特殊的目标上。你的目的是学着察觉并利用周围正在发生的事情来完善你的音乐创造。你最近一次停下来去聆听是什么时候？你能够发展你的聆听技能吗？增进的聆听技能是如何影响你的体验的？

"所有的体验包括音乐都是平凡的。是否要添加一些'额外的'特质使其变得'非凡'，这完全取决于你自己。但是像大多数人一样，一部分的你投入到了未来或过去的体验中，因而损失了很多当

下的体验。我强烈建议你此时就立足当下，让你和你的体验能够彼此分享、互通有无。"（Wooten，2006，p.242）

练习即兴

如前所述，我们都拥有节奏，这在某种程度上的确是真理，但是我们并非都能即刻拥有运用节奏的技能和知识去创造音乐。我们可以买到一只鼓，但从传统意义上讲，我们有了鼓还并不能用它来进行音乐创造，除非我们有相应的知识和技能。即兴就像鼓一样，其自身就是一种工具、一件"乐器"。你越多地学习和练习即兴，你就越能有效地运用它。"练习"即兴的观点或许听起来有点新异，甚至违反直觉，但是我可以向你保证，即兴是一件可以学习的事情。

如果你是经过正规培训的音乐人，那对你来说最大的挑战就是"忘记"所经过的创造音乐的方法，转而向能解放你创造性的方法敞开胸怀。即便放手有时会使我们置身于更多的可能性中，我们大多还是会依赖自己所已知的。踏入新异的未知领域的感觉会让我们失去平衡，甚至有可能挑战我们对自己的演奏技能的看法。作为演奏家或教师，你可能已经花了数年时间来发展精进你的音乐技能了；你或许在乐队和管弦乐团里演奏；你可能在音乐会和独奏会上有过精彩的演出，而现在让你以一种完全不同的方式，一种让你退行到初学者的方式去演奏，你可能会感到脆弱无力甚至有种被侮辱的感觉。"我都已经这么了解音乐了，为什么还需要去学习即兴？"答案很简单：这可以让你更好地与你的来访者联结，并帮助他们彼此联结、与自我联结。即兴和我们练习的其他音乐技能一样，你投入的时间越多，越能运用自如。

第一章回顾

- 即兴是音乐治疗师的必备技能。

- 通过演奏，乐器和音乐本身都会成为你的老师。

- 自由的探索试验是发展的核心过程。

- 学习之声无伤大雅。

- 沉默是非常重要和强大的音乐要素。

- 我们可以把即兴视为"与声音做游戏"。

- 深度聆听的能力是音乐创造的核心。

- 即兴像其他技能一样可以通过练习来获得。

艺术摹仿自然

　　如果艺术真的是在模仿自然，那进入艺术殿堂唯一的大门就是观察和临摹自然。所以，在你坐下来开始聚精会神地准备音乐创作前，先去聆听你周围的"音乐"。沉浸在那些构成你的音乐世界的声音中去，打开你的耳朵去接收所有的声音。用你的全人、身、心去聆听。我们人类所拥有的心理应对机制会过滤掉环境中的许多声音（和视觉信息），这样就不会让发生在我们周围的所有事情对我们造成干扰或是信息超载。过滤掉那些自然发生的声音的确会帮我们更好地聚焦并把注意力保持在手头的工作上，但是沉浸到你周围的音乐环境中需要你将自己的注意力集中到那些通常被忽视的声音上。不仅仅是关注什么制造了声音，更关注声音本身。这声音的质感是什么样的？是否有旋律线或节奏？是否勾起了你对某些事情的回忆？是否激起了你内心某种特殊的感觉？一种特殊的声音和它周围的环境是什么样的关系？它是前景还是背景？在众多"噪声"中辨别它是否很难？它是噪声吗？它是你喜欢听到的声音或恰恰相反吗？为什么？你会用什么样的故事来讲述这个特殊的声音？我们可以用两种方式来提高我们对乐音的敏感度：一是对周围的声音保持察觉；二是运用音乐词汇来表述和讨论这些声音。随后的练习会通过深度聆听和做记录的方式来帮助你发展你的音乐敏感性和音乐词汇。在《音乐治疗》（*Music Therapy*）一书中，作者朱丽叶·阿尔文（Juliette Alvin）写道：

"用模仿声音的方式来获得对原素材的掌控力一定是遵循了古老的魔法同步原则①（Iso magic principle）：共振——一条同样适用于音乐治疗的原则。被赋予了这种能力的魔法师能够掌控某种威胁到他人的安全或健康的力量。他需要知道起到保护和疗愈作用的规则、仪式、化身和歌曲。由此我们可以推测对自然声音的模仿慢慢地演变成了音乐，音乐有其自己的形态和表达方式并经过各种民族和文化的发展而进化着。"

音乐词汇

运用表 1 中的音乐词汇以及你自己的语言来描述你的练习。

表 1　音乐词汇

音色	节奏	旋律	动力	其他
沉重的	快速的	低的	稳定的	聚焦的
轻巧的	慢的	高的	变化的	笼统的
黯淡的	稳定的	平的	递增的	前景的
明亮的	随意的	有棱角的	消退的	背景的
钝的	加速的	上行的	依附的	清晰的
尖锐的	渐慢的	下行的	影响的	朦胧的
粗糙的	锥形的	阶梯式的	主导的	紧缩的
流畅的	突然的	跳跃的	循环的	松散的
强硬的	连贯的	单声部的	随意的	
柔和的	解离的	复调的		

---

① 音乐治疗中的通用术语是同步原则（iso-principle），大致含义是在情感、情绪、表达、行为等方面"与来访者在一起"。"Iso"（希腊语）意为"相同"。

续表

音色	节奏	旋律	动力	其他
密集的				
松散的				
深沉的				
表浅的				
响亮的				
弱音的				

练习

◇ 练习1：语言音乐

　　学习听懂母语和讲母语是你最早的音乐体验之一。现在聆听一种外语，不是以交流的方式，而是以一种单纯的审美体验、音乐的方式去聆听。融入那些演讲、对话或小组交谈中去感受节奏、动力和旋律线。聆听至少三种不同的语言，可以是录影资料、音频或现场的对话。不同语言之间的差异和共同点是什么？每种语言最显著的特点是什么？你会如何用音乐语汇来形容它们？

◇ 练习2：动物音乐

　　人类在音乐创造中模仿动物和昆虫的声音有着悠久的历史，无论是民间音乐还是古典音乐。一些常用的声音包括鸟鸣、狼嚎和海豚的歌声。想一下这些来自天空、大地和海洋的声音。大胆想象、仔细思量。在这些声音中你听到了哪些音乐特质和音响效果？记录下这些声音中的相似之处和差异。你会如何用音乐语汇来形容它们？

✧ 练习 3：机械音乐

你能听到哪些人造的声音吗？回想一下在家或者就是在你自己身上（一块手表或手机），然后想想你居住的社区以及工作环境。有些声音很响（洗衣机、工地的声音、交通工具）；有些声音很安静（风扇、电器的哼鸣声、远处高速公路的声音）。你能分辨多少种不同的声音？它们又是如何糅合交织在一起呈现出不同的织体的？它们各自显著的特点是什么？尝试用音乐语汇描述它们。

✧ 练习 4：自然音乐

聆听在你周围的环境中自然发生的声音。海浪、溪流、风声、雨声、雷鸣，等等。同运用动物之声一样，在音乐创造中模仿大自然的声音也有很长的历史了，从为故事增加音效，到包括雨声棒、雷声管和鼓的隆隆声等场景音效。坐在自然界中仔细聆听，闭上眼睛，聆听近处和远方的声音。记录你的注意力是如何从一种声音转移到另一种声音上的。用音乐语汇描述几种声音。

✧ 练习 5：同心圆聆听

这种正念聆听体验是我在多年来教授发展性社区音乐这门课程的经验中开发并完善的。这是一种同时从微观和宏观层面融入各种类型的声音并深掘你的声觉意识的方法。

准备： 在户外找个舒服的地方坐下来，找一个相对安静的地方，比如公园或庭院里。留出至少 10 分钟不间断的时间进行这次试验性体验。在开始之前完整地阅读说明。如果你喜欢，可以让一个朋友为你读出说明作为引导，或者将之录音作为每一步的提示。如果是录音，在每一条说明之间应留出适当的间隔。

1. 闭上你的眼睛或涣散你的目光，将注意力放在呼吸上。花一点时间用任何对你有效的方式来放松自己（拉伸放松肌肉群、想象一个愉悦的场景等）。

2. 将注意力放在离你最近的声音上。这可能包括那些在你体内或身体上的声音。你或许会聆听自己的呼吸声。你能"听"到你的脉搏或聆听的声音吗？（大多数人能听到耳朵里些许的嗡嗡声。）你可能会听到以下声音：风吹过耳朵的声音、衣服摩擦的沙沙声、发丝的摩擦声、当你坐下时移动身体发出的响声。仔细聆听几分钟。

3. 将注意力移到下一圈声响上。关注你所在之处约 5 米范围内的声音。这个范围内的声音可能包括来自周围其他人的声音、地面上或树上的声音。仔细聆听几分钟。

4. 将注意力拓展至"邻里街坊"。这或许是一个范围在 100 米左右的区域。这个区域的声音包括交通声、鸟鸣、犬吠，等等。仔细聆听几分钟。

5. 最后，关注邻里街坊之外的声音，这通常超过 100 米直至视野所及。你是否能听到远处马路上的声音、飞机掠过头顶天空的声音或是动物呼唤同伴穿越山谷的声音？深深地聆听这些露天里的声音，仔细聆听几分钟。

6. 一旦完成了第 5 步，再逐渐反向进行整个过程直到第 2 步，全神贯注于每一个围绕你的"声音圈"，整个过程需要 2 ～ 3 分钟。

7. 当你觉得准备好了，关注着你所听到的所有声音并慢慢地睁开眼睛。记录你的意识发生的任何变化以及所有你所听到的。你可能会惊讶地发现自己的感知觉发生的变化。定期重复这个练习可以帮助你拓宽并加深你融入环境中的乐音的能力。

反思问题：

1. 你对周围环境的声音的感知觉是如何发生改变的？

2. 音乐治疗的来访者可以如何使用这种体验？

3. 作为一个音乐人和音乐治疗师，这种体验将会如何帮助你？

自然二重奏

试想，如果你的整个人生就好像一场浩大的即兴音乐演奏会将如何？你是否曾用互补的声音来回应你周围环境中的声音？我们在听到一声巨响时可能都会以"哇"的惊叹声来回应。我们可能都跟小鸟对唱过一两句，朝猫咪"喵喵"叫两声，冲着小狗"汪汪"叫，用你自己的婴儿语和小宝宝交流。所有这些都是与自然声音的音乐性互动。如前所述，音乐性联结是一种通过参与你周围环境中的事物而获得控制感的方式。在接下来的试验中，你会创造出与周围环境联结的声音。

◇ 练习6：自然二重奏

与大自然来个二重奏。和着驰过的汽车轰鸣声、应着人们脚步声的节奏打响指、和着洗碗机或洗衣机的声音来段口技、与厨房定时器（或微波炉）的"叮"进行和声；与你电动牙刷、电梯或飞机的嗡嗡声合唱。与你在家、在办公室周围或在旅行中遇到的一切声音沟通互动。不要担心你的邻居怎么想！你合奏部分的音量不需要特别大。事实上，你可以仅把这些哼唱给自己听，甚至当你听到有音乐围绕你时，你可以仅仅在脑海中听到自己的那部分合奏。邀请世界作为你的音乐二重奏搭档。乐感不仅仅是你能做什么，也是你如何感受声音、如何与之互动以及这些声音又是如何影响着你的想法和感受的。让你所听到的每一个声音都成为你的音乐搭档。每日都进行练习。

音乐是一种存在之道。

列举出 3～4 种你与之创造二重奏的环境声音：

1. _____   3. _____

2. _____   4. _____

反思问题：

1."二重奏实验"突显了什么？为什么？

2.这种练习是如何影响你的音乐治疗工作的？

　　我的朋友兼同事 Gary 有次提到"你可以读音乐、写音乐、谈论音乐，但那都不是真正的音乐。音乐必须去体验。"只有通过你的努力才能使文中所述具体化。除了那种音乐创造之后的汇报讨论活动，阅读、思考和谈论音乐都不会帮助你发展你的技能。但现场音乐体验可以。

第二章回顾

- 艺术和自然是联结的。
- 我们可以通过模仿自然更具艺术性。
- 我们可以用音乐语汇描述听到的任何声音。
- 任何声音都可听作乐声。
- 我们可以学会有深度的、完整的聆听。
- 我们能在任何时候与任何声音创造音乐二重奏。

　　本章的目的是帮助你发展音乐即兴的基础。列出一个发展性计划有助于你达成这个目的。这个计划包括:(1)以独立元素的方式介绍音乐表达的基本构成;(2)通过探索各种音乐技术的方式发展你的技能和技巧。对某些人来说,因为你已经具备了成熟而熟练的演奏技巧,或许还有很高超的技能,你觉得可以略过这个过程。但是如果你能沿着这个思路思考,你会发现你有更多理由重温这些练习。这就像是给你一个用一种新的视角去看待每一个即兴元素的机会,一个加强你基础技能的机会,一个将你的表现技能提升至更高水平的机会。精通的核心是基本功。就连那些音乐大师级的人物都会聚精会神、认认真真地使用节拍器练习音阶、基本功。这或许是他们之所以为大师的原因。温习这些音乐演奏要素的另一个原因是对每一种要素所蕴含的多样性发展出一种新的领悟和认识。大多数音乐人主要关注他们所演奏的音符(音高),而没有给予其他要素(如节奏、音色和动力)同等的关注。无论技能高低,都可以进行即兴演奏,但是如果你的技能水平越高,你在音乐中探索得就会越深。在《音乐课》(*The Music Lesson*,2006,p.78)一书中,作者伍顿写道:

　　　　"演奏音乐,良好的技能是不可或缺的。你熟知世上所有音符,你有世上最棒的想法,但是你需要良好的技能将之演奏出来……良好的技能会让你随心所愿地使用音乐的所有元素。"

Kenny Werner(1996)以这种方式陈述:

"掌握技能的新高度应该是一生的追求，这并非哗众取宠，而是帮助你内在伟大的灵魂自由地表达。"

　　如果我们回到发展过程的开始阶段，我们会有机会遇到那些一路走来可能被忽略遗失的部分。这种形式的学习和练习可以加强你的音乐基础、查缺补漏或加固薄弱环节，对你总体的表达能力和音乐才能会产生深远的影响。

　　接下来的进程是线性且渐进的，从简单逐渐发展到复杂。线性序列对于教授和学习是有帮助的。但是音乐创造并不是一个线性的过程。它更像是一个充斥着各种动力关系的社区，多重因素互相作用、互相影响。即便是最基础的表达也有音量、音色、音高和音长，且每种要素之间互相作用。每种声音内部及其本身都是完整的表达，而且每个声音又都与其他声音和周围的寂静有着千丝万缕的联系。鉴于此，乐音并不仅仅是线性的，而倾向于是全息的（复杂且多维度的）。这也就是说，我们会沿着一条有机组织的道路开启学习进程，从最基础、最易掌握的元素开始，逐渐掌握复杂的组合。在 Edith Lecourt（PhD，1991）的一个个案研究中，作者回顾了一个由孤独症儿童主导进行音乐探索和发展的过程：

　　"值得一提的是，大卫对声音世界的兴趣最初聚焦在音色和音高上，然后才是作曲与和声……他从比较不同乐器的不同声音开始进行探索。然后当他来到钢琴上，在相反的音区上不停地转换，从最低音到最高音又到最低音，逐渐地开始探索越来越小的两极化，直至音程的出现。最终，音的转换更替带来了音高与和弦（两个及以上音）的同时出现，带来了和声感觉。"

　　如果我们的目标是限制音乐的疆域、尽可能地保持简单，我们可以在乐器上演奏一个单一的音色、以无须改变音高的方式开始我们的探索。这基本上是指大部分的打击乐器（或更确切地说，是人们常说的无音高打击乐）。鼓或打击乐器为我们提供了一系列的动力、速度、节奏和音色，这对于基本的音乐即兴来说足够了。我们可能还需要限定演奏有音高乐器的某一个音，例如，马林巴的某个键或钢琴的某个音。我们还可以使用我们的"本地乐器"——我们的嗓音和身体打击乐。我们可以从这里开始探索一件乐器不同音的音色的变化，到演奏出两种或三种不同的音调（比如在康佳鼓或金贝鼓上演奏出低音、中音和高音）。这种"限定性选择"是集体鼓乐流行的原因之一，为那些缺乏驾驭音阶与和声的知识及经验的人们提供了机会。这绝不是说这些乐器本身缺乏表达能力，而是相较于其他许多乐器而言，它们更容易上手。要想精通鼓类和打击乐器，需要和其他乐器同样丰富的技能——在音乐创作者中，能达到这种程度的人寥寥无几。但是由于它们能为音乐创作者提供"级进通道"，所以是基本音乐表达的不错选择。

减少了选项，演奏者演奏"错音"的机会就更少了，并可以更聚焦于基本节奏型和动力及音色的一般性改变。自此，我们可以开始发展节奏性、音高差异性和使用特定音色。一旦我们能够掌握 5 个独立的音高，我们基本上就可以开始探索特定的音阶和调式了。然后，新构思将会逐渐围绕着处理更多的音而展开，开始更多地涉及旋律、和声、节拍和切分节奏。当我们开始转而关注更广阔的画面时，我们考量的关键也变成了形式、结构和程式（主题）。

最后，我们会涉及一些常用的和声结构和特定风格的和弦进行。当然，在到达这个高度之前，我们会创造出大量的音乐。一旦我们探索了独奏的多种多样的可能性之后，我们的即兴便开始转向不同的角色以及通过两人或多人的音乐互动而形成的关系。最后，我们从演奏者的视角开始转变成协助者、引导者和治疗师视角。通过这种"元视角"，我们可以意识到个体、人际间以及小组层面都在发生些什么。从某种程度上说，整个小组变成了一件乐器。我们会同时使用音乐技巧和人际技巧来塑造音乐。最终，我们会把关注从音乐本身转移到来访者的音乐、个人和人际动力上来；通过音乐，我们开始朝治疗性目的和目标前进。

奥尔夫教学法

奥尔夫教学法是一种学习和体验音乐（以及即兴）的教学法，它遵循循序渐进、有机且整体视角的方法，以奥尔夫音乐和舞动教育为表现形式，也被称为"给儿童的音乐"（Music for Children）。这种教学法通过使用一些儿童自然玩耍中的素材以由内而外的方法（例如，从语言和动作开始，然后过渡到演奏乐器；从一两个音开始，然后在此基础上逐渐增加）诠释了学生的发展性能力。

奥尔夫教学法整合了孩子们玩耍中的元素——颜色、形状、客体、艺术创作、玩偶、面具、舞蹈、歌曲、哑剧、过家家、编故事、诗歌——并将这些元素组合到团体体验中，每个参与者在其中都扮演着重要的角色。即兴是奥尔夫教学法的核心内容，如果缺少了即兴，活动将很难真正采纳孩子们的想法和创意，而他们的想法才是首要的目标和最核心的组成元素。要获取更多关于奥尔夫教学法的资源，可以访问美国奥尔夫协会网站（aosa.org）。虽然我们不会在这里展开讨论这种方法，但是本书中促进音乐性发展的方法基本上遵循了由内而外的过程，即运用熟悉的内容作为基石，当基础内容被完全掌握时，再逐渐增加元素和复杂性。

你可以随意选择乐器来体验全书中的练习。其中人手一件的乐器就是你的嗓音。我建议你使用你的嗓音去尽可能地探索这些练习。在不需要学习一种新的乐器的前提下，另一个可以帮你实现"你的音乐"的选择是使用你首要的乐器。对一些人来说可能是嗓音，对另一些人来说可能是钢琴、吉他或打击乐器。这些在音乐治疗的乐器库中都是十分常见的。但是，如果你的主要乐器是小号、双簧管，你可能也希望能使用它。这种立足优势开始学习的概念在名为"优势基础即兴"的音乐即兴教学法中得到了促进和推广，这种教学法是由两位音乐治疗师 Lisa Jackert 和 Robin Rio（Jackert，2006）创造的。该理论认为演奏者在使用自己的首要乐器时可以更多地把注意力放在音乐和关系上，而不是音乐技巧上。

伍顿（Wooten，2006，p.19）提到了作为一名音乐家的感受：

> "我不用乐器演奏音乐……我知道音乐在我里面而不是在乐器里面。这种领悟让我能够使用任何乐器或根本不用乐器来演奏音乐。我是一个真正的音乐家，有一天你也会是的。"

关注于演奏音乐而不是你的乐器。如此一来，你习得的是音乐关系而不仅仅是如何用某种乐器演奏一些特定的声音（那是乐器技巧分内的事）。你的主要目的是发展可以运用到任何或所有乐器上的音乐技巧。

> "在我们使用熟悉的乐器进行即兴之前，或许我们可以先用自己的声音、身体、日常物品、简单的打击乐器等去探索声音的本质。"
>
> ——Stephen Nachmanovitch（1990，p.70）

音质

音乐由声音以及我们的意向构成。如果我们旨在关注品质，意味着我们来自真诚关爱之地，这为音乐创作的品质奠定了基础。我们全然地存在于自己创作的音乐中。就这个意义而言，品质不是指我们通过另一声音与其形成的相关或相比较的关系来评价某个声音。品质是指创造出一种来自我们的深深的内在声音，能与我们至高感性对话的声音。音乐人组织用"单质音"来形容这种简单但是发自内心的乐音的创作。为此我们必须活在当下，不要思前想后，而是去尽情享受和喜爱我们所创造的每一个声音。

在《音乐感知的科学》（*This is Your Brain on Music*，2006，p.198）一书中，作者丹尼尔·列维京（Daniel Levitin）论述了用乐器演奏一段悦耳的音乐和创造一种愉悦的音乐体验同等重要，后者以充分地体验当下为强化和显著特点。他指出了强化的神经过程，以及为什么关注每个音对于音乐家来说是很重要的事情：

> "……如果我演奏我喜欢的乐器，并且它内在及其本身的声音愉悦着我，我便能更好地注意音色之间微妙的差异以及控制和影响乐器音色的方式。高估这些因素的重要性是不可能的；在意带来关注，两者一起将引发可以测量出的神经生化物质的改变。"

我们获得的愉悦的音乐体验会鼓励我们回到乐器上，并在音乐中进行更深的探索。假以时日，这会帮助我们提升技能、全然地享受音乐并达到一种新的高度。在逻辑上，你越是享受演奏音乐，就越愿意去演奏——如此一来就能获得更多的技能。这种关注质的练习类似于正念。正念是指一个人投身于存在中，身处于此时此刻，关注当下的状态，而不是让思绪飘到过去或未来。从这个意义上讲，正念是拥抱音乐感的行为，不带任何的思索、评判或分析。找到当你演奏时能关注你身体的方法，会帮助你变得更加聚焦于你的音乐。关注你抱持你的乐器、与之共呼吸、舞动的感受。问问你自己，"在这个时刻我感受到了什么？"去探索什么让你感到满足以及什么制造出了令人愉悦的声音，并让这些动作引导着你。

基础声音

◇ 练习7：呼吸音乐

用鼻子吸气，然后像叹气一样地呼气并发出一个声音。重复几次，记录下这些声音以及一呼一吸时的感觉。不要对这个声音"做"任何事情。就是单纯地享受当你松弛下来时发出"一声叹息"的感觉。这样的时刻哼出一点声音是很正常的。你现在感觉怎么样？你的"哼"声想就你当前的状态表达些什么？用音乐的语汇描述这个声音。

继续深吸气并哼出声音。用你的手覆盖你的咽喉部去感受这里的振动。哪里是最强的？还有什么地方在振动？

◇ 练习 8：嗓音音乐

思考一下"哼"是怎么样应用到交流中的。尝试发出几个这样的声音。这可能包括在以下情境中所使用的"哼"：

- 沉思
- 赞同某人
- 不同意某人
- 警告某人
- 感到一种解脱
- 对某事不确定
- 激化某事
- 品尝到真正的美味
- 笑

还有没有其他"哼"自然发生的情境？
将它们写在下面：

"我 5 岁就开始唱歌了。不是教堂唱诗班那种。我常常创造音乐，从我还是个小女孩的时候。一开始就做即兴。这让我的父母很抓狂。我能一直唱歌。唱任何事情。电视秀的主题。我喜欢模仿声音。"

——美国爵士乐女歌手卡桑德拉·威尔逊（Cassandra Wilson）

✧ 练习 9：回归音

用鼻子深吸气然后叹出来，发出的声音比之前的更长。关注当这个音开始改变时它的轮廓线，像从高到低。重复进行，从更高的一个音开始并结束在根底的一个音上，在你觉得舒适的范围内尽可能地拓宽你从高到低的音域。再次叹出声来的时候，让你的音高落在你觉得最舒服的位置上。这是你的回归音之一，不费吹灰之力即可得。在某个特定音高上持续叹息（闭着嘴）通常被称为"哼鸣"。在你的"回归音"上持续哼鸣几次。每次不非常精确也没关系。"家"就是那个你觉得最舒服的地方。

旋律线

定义：一段音乐的"地图"或"形状"，勾勒出音高的时间性变化。

✧ 练习 10：旋律线

从哼鸣你的回归音开始。在上上下下的音高上移动，然后回到（或接近）你的回归音。重复几次，去探索不同的音域以及变化的程度。思考你所创造的旋律"形状"。它从哪里开始的？中间发生了什么？在哪里结束的？

选项：演唱每条旋律后，在纸上为你所演唱的旋律画幅画。在你旋律音域的不同点开始演唱并创造出变奏曲。可通过使用你的整个音域或停留在某个特殊的音区（你整个音域的一部分）来改变旋律线变化的程度。

选项：参考你之前画出的音乐画，随后将之作为"乐谱"。（根据旋律线的高低起伏来改变演唱或演奏的音高。）用一幅自然风景画作为旋律线的"地图"，从地平线的左侧向右侧开始演唱或演奏。如果地形升高，演唱或演奏更高的音，反之亦然。运用不同的自然或乡村风景画来练习你的旋律演奏。

✧ **练习 11：感受声音**

重复以上旋律体验，用你的双手去寻找身体振动的地方。当你改变音高时发生了什么？在演唱不同的音高或音域时，你能感受到或找到振动在哪里吗？声音振动是怎样在身体内部以及通过身体被感知到的，这说明了什么？

"体感振动"领域的研究和实践就是聚焦声音的振动。因为所有的声音（声音就是感受到的振动在大脑中进行的编译）源自于物理振动，你或许会对此感兴趣。作为音乐家，我们主要关注声音而非振动，但是这两者之间是有联系的。区别在于我们感知它们的方式不同。当振动传到你的耳朵里时，先是被转换成了机械运动，然后是电化学活动，最后成为大脑活动，于是你感受到了声音。因此，可从振动即是声音这个观点出发来回答一个古老的问题："如果一棵大树倾倒在森林中，周围没有人听到它，这算是有声音吗？"答案是"不，从单词的严格意义上来说不算。声音仅存在于人们能感知到的振动上。也就是说，与音乐相关的振动，比如那些由大型打击乐器（锣和鼓）发出的振动，占整体音乐体验中的很大一部分。身为作家、教育家和音乐家的伊夫林·葛莱尼（Evelyn Glennie）几近失聪，但可通过她的触感来传达她的音乐。纪律片《触摸声音》（*Touch the Sound*，Reidelsheimer，2004）描述了伊夫林用她独特的、拓宽的感知觉探索音乐创作（包括即兴）的故事。

音色

定义：音色是指某个特定声音的特性，有时也被描述为"声音色彩"。

如果把基音比作椅子，那覆盖在椅子上的东西就是音色。音色是声音的不同层次的产物，包括泛音的（有音高的）和无泛音的（如白噪声），与基音相伴出现。每一个自然发生的声音都包含不同层次的泛音（在原始音的上方和下方同时产生的不同强度的音高）。一件乐器由许多不同的特性构成，如材质、密度、形状、结构等，这些特性组合在一起就形成了乐器独有的音色，能让我们分辨长笛和小提琴，即便它们正在演奏同一个音。因为没有音乐专用词汇来描述音色，我们常常会将描述视觉、动觉甚至嗅觉的词汇借来一用。根据乐器的材质、结构、大小和其他一些物理特性，用来描述的词汇包括：明亮的、阴暗的、尖锐的、沉闷的、聚焦的、涣散的、刺耳的、甜美的、酸涩的、开放的、封闭的，等等。即便是同一种乐器，比如小提琴，在音色上也会有极其细微的变化，这对于一个经验丰富的音乐家来说是极其重要的。这就是为什么这些音乐家能够迅速区分 50 美元的学生琴、500 美元的标准琴和一把 50 万美元的斯特拉迪瓦里琴。经验老道的工匠同样会意识到这些音色的差别，这能够让他们所创造出来的乐器拥有更复杂、丰富和深远的表现力。人类嗓音中泛音频率中的不同波段被称为共振峰，在各种声音属性中决定着元音的音质。人类的耳朵能够极其敏锐地辨别音色变化，这就是你为什么能够在电话里一下子听出你好朋友或家人的声音。

◇ **练习 12：共振峰和音色的探索**

　　哼出声来，然后张开嘴便能发出一种不同的声音（音色）。听起来好像是从"嗯"到"啊"的变化。来来回回在两个不同的发音上探索。如果你做得很快，会听起来像在说"妈妈"。保持好奇！这是一种最基本的从一种音色到另一种音色的变化，你可尝试在不同元音上做音色变化的探索。还可以尝试其他声音，如"咿、噢、哦、呃和啊嗯。"你还可以改变你声音的质地，你能让你的腔调听起来是"流淌的""光滑的"或"锐利的"吗？

◇ **练习 13：共振峰和吟诵**

　　如果你还没有完全准备好，可以先在上面练习的基础上加上音高的改变。然后进行一些低元音*的练习。在元音前面加上软辅音（h、l、r、s、z、v、w、y、m、n、f）和硬辅音（t、p、d、k、c、g、j、b）来探索英语里全部 5

---

* 低元音也叫"开元音"，由舌头降到最低而构成的一类元音。——译者注

个元音。通过这种方式创造的声音是吟诵时的基础。当你在尝试练习调音时，记录下让你觉得最舒服和最不舒服的声音。探索不同的音高和音色。人们常常用来吟诵的一些单词或声音包括 Om、Ram、Lam 和 Eh。吟诵有时也被称为"疗愈系统""延长的声音""旨在创造平衡的过程""旨在产生身体某部位共振的持续发声"以及"释放和创造能量流动的活动"（Gaynor，2002）。一些印度教教义将"Om"（发音为 A-U-M）[①] 定义为"众声之声"，是一种神圣的声音，是其他单词变化形态的源头。

动力

音量等级

定义：音量是用来描述振幅等级的术语。振幅是某种声音产生的一定量的声压。如果你把声音想象成一个波形图，振幅就是用来测量波浪的高度（和深度）的。波峰越高，声响越大。音量与动力有关，动力常是我们用来描述音量差异和变化的术语。

✧ 练习 14：音量等级

在各种强度等级发声。在波谱两极制造声音，从非常弱到非常强。（PR21）动力变化音频范例见附录 E。

[①] 这个音节由三个音素组成，据说"Ah"代表着大地，"Oh"代表着中间地带，"Mm"代表着天堂。（Lowitz and Datta，2005）

动力轮廓

定义：一段时间声音振幅变化所形成的"地图"或"形状"，如果将之画出，看起来会像是山脉的剪影。

◇ **练习 15：动力轮廓**

用嗓音或是适宜的乐器发出一个持续的声音。改变音量等级逐渐从弱到强再到弱。思考你所演奏的每个音的动力轮廓。一小段即兴之后，用纸笔画出这条动力轮廓线。让一位伙伴画出一条轮廓线你来演奏，然后交换角色。用一些参照物（如地平线、一幅画或照片）作为乐谱进行演奏。

重音

定义：重音是比其所在的音乐更强的一个短音。惯常的模式是某个单音比其他几个音更强，比如鼓点节奏中的重音。当然重音也会在音符动力轮廓中，以一个凸起的样子而出现。

◇ **练习 16：重音**

通过演奏一系列的音来探索创造重音，将某些音演奏得比其他音更强更响。用你的呼吸和哼鸣来创造重音。然后，用重音来创造不同的韵律和节奏模式。（PR21）重音音频范例见附录 E。

表达性吟诵

◇ **练习 17：表达性吟诵**

用音色和音量的各种变化进行演奏。用逐渐开始、突然开始或改变音色的方式来改变你演奏的开头部分；用改变动力或音色的方式来演奏中间或持续的部分；最后，用相似的方式来创造不同类型的结尾。

选项 1：选择在演奏前或演奏后，用纸笔将你的声音轮廓地图画下来。它看起来像什么？将之上下颠倒再用哼鸣试一下。

选项 2：找一件视觉物体（照片或是动态图像），沿着物体轮廓从左至右或从右到左地演奏，轮廓的高低起伏用声音的强弱变化来演奏。

乐句

定义：一组构成了完整乐思或表达的音的组合称为乐句。乐句常常效仿人类语言的模式，因此两者之间有很多相似之处。

◇ **练习 18：乐句**

通过多种声音的模进创造乐句。改变其长度、动力和音色。连贯的音（连奏）或分开独立的音（断奏）都可以组成乐句。模进的乐句，不管其相似与否，都构成了更大的音乐片段。

咏唱

定义：在音乐创造中，咏唱通常是指那些简单、重复的语言乐句。

◇ **练习 19：咏唱**

用音色和乐句以及在每个声音或乐句的开始和结尾加上辅音进行演奏。使用"软"音（如 h、sh、th、r、w、n、m、s、z、y、l、h、v 和 f）以及"硬"音（如 k、ch、b、p、t、d 和 g）。有节奏地使用辅音和元音的声乐音乐是咏唱的基础。在很多文化中，咏唱是典礼（节日、庆典）、仪式（生日、成人礼）和灵性活动（冥想、灵修操练）的核心组成部分（Lowitz & Datta,

2005）。你可以格式化地或自由地创造你自己的咏唱，将之运用到任何你想用的地方。古老的咏唱已经逾越了文化的界线被很多人运用在灵性操练中。自由即兴式咏唱是这种操练的一部分。

以下为不同语言的各种咏唱：

- Om Nama Shivaya（梵语）
- Kyrie Eleison（希腊语）
- E Ho Mai（夏威夷语）
- Ma Ye Hi Yo（美洲原住民通格瓦语）

可以注意到在这些咏唱中所使用的许多辅音都是渐进且平稳流畅进行的。元音趋于开放而且易于发声。还有一些咏唱模式很具有冲击性，如南印度体系中的索尔卡图（Solkattu），是象声词的音节组合伴随着特定的鼓点旋律（被称为波尔谱）。具体的波尔谱例如"ta""ka""dim"和"kita"。相关的体系，如迦提①（Jati）节奏"音阶"便合并运用了波尔谱。在这个练习中，像"takita takadimi"这样的节奏乐句利用硬辅音清晰地界定了节奏模式和节拍语句。重复念读"takita takadimi"且中间没有停顿，你会听到怎样的节拍？

> "在土著文化中有一个信念，即我们喜爱的歌曲就是我们的能量歌曲……同时还坚信这其中最有能量的歌曲是你用自己的语言和旋律创造的歌曲。"
>
> ——美国文化人类学家安杰利斯·阿连（Angeles Arrien，1993，p.85）

---

① 迦提节奏音阶起源于南印度音乐文化，为学习、练习和演奏各种节奏形态和模式提供了时间性框架，类似于西方音乐中的和弦学习。

节奏

接下来的体验需要运用的各种乐器，包括嗓音、卡祖笛、自制乐器和一些你随手就能找到的物件，如锅碗瓢盆。如果你用的是正式的旋律乐器（如钢琴、小提琴或长笛），要遵循每个体验的指导，比如可能会限制你只演奏一两个音。使用节拍器或其他有固定节奏的声源会帮助你发展你的节奏感。良好的节奏感对于创造有品质的音乐体验来说是至关重要的。我强烈建议你为自己的节奏性演奏录音，然后用你充满关注的"音乐耳朵"去聆听回放。通过节奏清晰、精确演奏的稳定模式来训练发展你的节奏感和演奏节奏的能力。

节奏因其中特殊的时间关系或许比音乐中的任何其他要素都更适合构成我们称为"风格"或"流派"的基础。你很难混淆波尔卡的"um-pa"节奏或爵士的摇摆节奏。从摇滚到雷鬼音乐，从桑巴到萨尔萨舞曲，大量节奏的使用孕育了不同的流派。当我们放大我们的"时光显微镜"去观察微观节拍的差别时，我们才能留意并明白到底什么是我们通常所说的"节奏感"。音乐家常常会根据音乐作品与节奏脉动的关系来描述其感觉，比如"这部分很从容不迫"或"她在节拍的尖尖上演奏"。在更超群的境界中，音乐家不仅能适时地演奏，还能用时间来演奏——改变音与音之间的空间来赋予音乐一种"节奏织体"。这种演奏某种风格音乐和创造合宜良好音乐感的技能可以通过深度聆听各种风格的音乐、跟着录音演奏、跟老师学习、悉心接受反馈、聆听自己的录音并进行评价以及与技艺娴熟的音乐家共同演奏来发展完善。正如学习怎么着调地演奏、学习音阶和记住歌词一样，任何人只要付出时间和努力去练习，都能达到目标。就像我的一个打击乐演奏家朋友总喜欢说的，"时间远胜于底片。"适时的成像是需要花时间的。关于显影时间的福音就是：你花的时间越多，你所收获的越多。Kenny Werner（1996）写道：

"驾驭节奏比和声重要得多，因为在爵士乐中，孱弱的旋律与和声可以在强大的节奏中得到强化，但是如果节奏是弱势，即便旋律与和声再好也会听起来很无精打采。"

人脑的小脑部分通常被习惯性地认为与协调功能、计划和时间性相关，有时也被称为"爬行脑"或"原始脑"，最近更是与情感反应（如恐惧和愉悦）相关联。这可能是人们对于稳定的节奏更倾向于产生积极反应的原因之一，这种稳定的节奏不仅激发了由节奏和情绪驱动的运动（如舞蹈），也加强了安全感。

节拍

　　定义：节拍，意为测量，是指在一小节内音符的分组组合及律动的数量。
　　构成节拍的最常见方式是使用重音和重复。这种循环进行的音符组合模式让音乐家们更有预期地参与音乐，运用节拍作为音乐的基础和共性。在"西方"音乐流派中最常见的节拍包括 4/4 拍、3/4 拍、6/8 拍和 12/8 拍。关于如何生成各种各样的节拍以及如何将之应用到即兴和特殊风格的音乐中的文章非常多。其中，可用于即兴的突出特点包括：（1）节拍为音乐表达和互动提供了框架；（2）所有的节拍都可以根据 2 个音或 3 个音的组合而进行分割或感知（比如，7/8 拍可以感知为 2+2+3 的结构）。总之，我们感受到的要么是二拍子（以 2 为基础），要么是三拍子（以 3 为基础）。

　　◇ 练习 20：节拍
　　开始演奏一个稳定且不带重音的节奏模式。在每四个音中演奏一个重音，这个音代表着这个四拍循环的第一个音，以此来建立 4/4 拍。保留第一拍的重音，将四拍乐句中的其他节拍进行划分或合并，形成不同的 4/4 拍节奏模式。用 3/4 拍、6/8 拍和 12/8 拍重复此过程。（PR10）在附录 E（音频范例）

中找到不同节拍的例子。

选项：与你的同伴们采用圆罗宾循环模式①（round robin），默然轮流地为小组选择一种节拍进行演奏；一旦领奏者开始演奏，看看小组能多快领会。讨论什么可以用来识别领奏者并使跟随变得容易或更具有挑战性。

选项：探索其他节拍，如 5/8 拍、5/4 拍、7/8 拍和 9/8 拍。前文讨论过的"语音"短语就是 7/8 拍，"takita-takadimi"（3+4=7）。

固定音型

定义：固定音型是一种不断反复的音型，是音乐中不可缺少的一部分，主要与节奏相关，但也包括旋律与和声特性。其他术语有音型、格律和即兴伴奏。

固定音型（Ostinato）源自拉丁词根，意味着顽固坚定的、固执的并持续重复。古德金（Goodkin，2004）认为，固定音型是普遍原则，出现在各种形式的"世界"音乐、古典音乐及现代音乐中。最基本的标准就是短到能听出是一个音型，其持续重复的长度又听起来是音乐的基础及不可缺少的组成部分。

你很有可能已经对于各种形式的固定音型②驾轻就熟了。如果是这样，尝试演奏一些你以前从未演奏过的音型，来挑战自己探寻一条新的途径，在动力、速度和节奏的复杂性上进行极致的探索。创造你从未演奏过的音乐，将自己引向陌生之地并享受这一寻找道路的过程。

---

① 圆罗宾这个术语最初是用来描述不同的人共同签署一份文件所采用的形式的，这种将签名签成圆形的方式可以混淆签名的顺序及带头人。这个词已经演变至用来解释一种行为，即在一组资源中，每个个体以循环次序的方式分别与其他资源进行互动。

② 复数形式的固定音型。

节奏性固定音型

定义：固定音型的节奏性因素。

✧ 练习 21：节奏性固定音型

用一件你喜欢的乐器，只使用一个音且不改变其音色、音高或其他音乐要素。尝试使用脉动和重音来建立你的节拍，并一直持续，直到发展出一个清晰的节奏模式。重复这个过程，探索在不同的节拍下的不同节奏模式。在附录 E 中找到各种固定音型的音频范例。

选项 1：在你的节奏模式中加入一些重音，通过改变重音的位置来创造变奏。

选项 2：延长演奏一些音，为你的固定音型赋予各种不同的"形态"，把所有的音演奏得特别短或特别长，以及混合使用。

调性固定音型

定义：包含不同音色的固定音型。

✧ 练习 22：寻找音调

用无音高乐器进行演奏，找到至少三个不同的音调。音调是音乐特质中的独特要素，是通过技术的变化创造出来的，比如康佳鼓或金贝鼓演奏中的低音、重音和高音。反复练习这几种音调直到可以自如地演奏它们。（PR19，PR23）

✧ 练习 23：调性固定音型

运用调性来创造固定音型。用类似节奏固定音型练习中使用的方式，在不同的节拍和速度设置中创造几种调性的固定音型。

旋律性固定音型

定义：拥有特定音高的固定音型。

◇ **练习24：旋律性固定音型**

使用一件旋律性乐器，在不同的速度和节拍中探索并形成几种旋律性固定音型。改变音域、音区与和声来组织你的音乐。刚开始时的有些限定是很有帮助的，比如限制只使用三四个音，从一个你比较熟悉的节奏模式开始。

动力性节奏处理

加速

定义：逐渐减少音与音之间的间隔时间，留给人移动得越来越快的印象。

就好像蒸汽机车（火车）驶离站台，车轮的节奏开始时是很慢的，逐渐地，动力越来越足直到火车全速前进。如果你曾经带领一群小孩敲鼓，你可能会见识过这种景象，我称之为"婴儿走向妈妈"节奏，通常开始于比较缓慢的步伐，当孩子越来越接近终点线时，脚步也变成了失去控制的小跑。加速似乎有一种激励的效果。这种策略常常被用在民间舞蹈和器乐音乐中，以增加挑战感和兴奋感。它通常描绘出了一道令人愉悦的"曲线"，随着时间平稳地改变着。

◇ **练习25：加速**

以慢速演奏一条节奏性固定音型。慢慢地、逐渐地加速并努力保持节奏

模式的原貌。但达到极速时，可停住、慢下来或拓展这个节奏模式。（PR8.5）

减速

定义：逐渐增加音与音之间的间隔时间，留给人移动得越来越慢的印象。

节奏的减速就好像熵，给人一种能量和动力逐渐消失的感觉。它可能听起来像跑者改变其步态的脚步声，从全力冲刺的跑，到慢跑，再到走，直至停下来。如果你聆听过社区鼓圈，你很可能会见证过节奏逐渐慢下来的过程。这似乎是一种极其自然的过程，因为当人们演奏同一节奏一段时间后，会变得越来越放松。减速常常用来降低挑战并提供一种舒适感。这是结束一段动力演奏的通用技巧，通常还伴随着音量的渐匿。

◇ 练习 26：减速

以中速至快速演奏一条节奏性固定音型。通过增加音与音之间的空间来逐渐减速。目标是保持节奏模式的原貌，随着时间推移平缓地改变。（PR8.5）

划分

定义：在原节奏模式中插入音符。

一个节拍（或节拍中的一部分）可以通过平分（或三等分）音符之间的空间进行划分。这种技术可用来增加节奏和节奏模式的复杂性、变化和挑战性。例如，在一个四分音符里演奏两个八分音符，或是在四分音符里演奏八分音符三连音。

◇ 练习 27：划分

以中速演奏一个稳定的节拍。尝试在两个音之间演奏一个（八分音符）或两个音（三连音）来进行划分。改变你所划分的节拍。你能继续划分那些

已经被划分了的节拍吗？（PR9，PR11）

合并

定义：将两个音的时值相加，让第二个音不单独发声。

这种技术也就是所谓的"连音"，用记谱法表示就是用小连线跨越了两个音之间的空间将彼此连接起来。这是在节奏模式中创造空间且同时保留音符时值的方法。合并音符可以降低音符的密度，并为节奏模式和乐句引入了变化。作为练习，"不发声"的音符不要仅局限于主音之后的音符。一组音中的任何一个音都可以被合并，比如让三个音一组中的第一个音或第二个音不发声。

◇ 练习 28：合并

演奏一条节奏性固定音型或是稳定的节奏模式（滚奏）。尝试联结（创造沉默）节奏中的某几个音。简单的版本就是在演奏两个八分音符时让第二音不发音而形成一个四分音符。这项技术是创造切分节奏以及为发展创造节奏性装饰音（节奏华彩）提供支持的方式。（PR11）

延展

定义：在某特定节奏模式内增加音与音之间的时间。

古德金（Goodkin，2004，p.154）将这种技术称为"延长"，意指将一个节奏模式"抻长"以占据更多的空间（时间）。运用这种技术的方式之一就是用"一半的速度"来演奏节奏模式，这需要将音与音之间的空间翻倍。增加一倍空间是最常用的方式，除此之外还可以使用不同的比率或者是自由模式进行延长。

◇ 练习29：延展

先快速演奏一条节奏性固定音型，然后择时延长节奏模式，以一半的速度演奏同一节奏。还能再慢一半吗？尝试以不同的节拍和速度去探索。（PR8，PR9，PR10，PR11）

减值

定义：在某特定节奏模式内减少音与音之间的时间。

古德金（Goodkin，2004，p.154）将这种技术称为"浓缩"，主要是指将一个节奏模式压缩至一半时长。其结果是该节奏模式仍然保留同样的内部节奏关系，但是感觉快了一倍。将音与音之间的空间减少一半是最常用的方法，当然其他程度的改变也是可选的，还会形成切分音和复合节奏[1]。

◇ 练习30：减值

以慢速演奏一条节奏性固定音型。然后择时把速度加快一倍。能再快一倍吗？尝试以不同的节拍和速度去演奏。与延展交替进行。（PR8，PR9，PR10，PR11）

在附录 E 中找到动力性节奏的音频范例。

音乐句法

陈述

定义：一种音乐表达，通常具有动力、节奏和旋律轮廓。

---

[1] 两种或两种以上的节拍同时进行的节奏模式。

陈述是完整的乐思。如同语言中的陈述一样，音乐陈述可以极简——只有一个音（一个词），或极繁——包括完整的旋律和长乐句（一段演讲）。此处基于本文的目的，它可以被定义成有完整感的音乐表达。

✧ 练习 31：陈述

演奏各种音乐性陈述。把陈述当作传达信息或感受的乐句。陈述的内部音乐性通常是整体一致的，不同的音色、音高和动力构成了聚合的整体。如果你演奏的是管乐器或铜管乐器，你的气息长度或陈述跟语言的陈述会很相似。如果你演奏任何其他的乐器，想象将你的乐器与你的呼吸联系在一起对于你的音乐句法是很有帮助的。这项技术可以帮助你的音乐表达始终反映语言的自然流动，这对于音乐"对话"是很有用的。（MU10.5）

✧ 练习 32：表达性陈述

不管是独自一人还是在小组模式中（圆罗宾模式），说一句简单的陈述，如"我的盘子里有苹果。"使用富于表现力的音乐元素——动力、音色、音高和速度——尽可能多地创造出这一乐句的各种变式。考虑从情绪的角度来实践，例如：说这句话的时候你好像很满足（或惊讶、兴奋、失望、晕乎乎、受侮辱的、淘气、难以置信、充满了愉悦、机械的等）。讨论这些音乐要素是如何被运用的，以及它们是如何既影响陈述的语义又影响其音乐性的。

询问

定义：一个可以引发解决的前置音乐陈述。

从音乐上讲，这种类型的语句的效果是从某些特定的音乐或文化认知和经验中获得的。比如，演奏一个耳熟能详的节奏"刮脸和理发"（shave and a haircut）会引发下联的演奏"两毛"。演奏一条在和声上没有解决的旋律（例如，演奏一个大调音阶直到第 7 音），会引发一个能够给出解决的回应（演奏主音）。在人际交往层面上，尽管"不完整"带有很大程度的主观理解，但是音乐"询问"通常会因为情感、姿势和肢体语言上的改变而澄清，并引发解决性陈述（回答）。

◇ 练习 33：询问

尝试创作带有未解决感的陈述。这可能需要你使用还没有"到达终点"的节奏形式，或者一条没有停在主音上的旋律。询问的结尾有时带有一种"缥缈"或晦暗不明而不是自信有把握的感觉。（MU10.5）

回答或应答

定义：一种音乐陈述，其功能是以提供解决的方式来回应问题。

与"陈述"既可以是一个问题又可以是完整的音乐乐句不同，回答是用来回应问题并尝试解决它的。这通常由上面提到的"解决"来实现，但是一个回答也可以作为对话的一部分。因为答案与问题是相关的，它极可能包含有某些与问题相似的音乐特质。思考一下一个回答是如何经常包含问题的某些部分的，例如，"今天你去哪了？"可以延续某个主题（如"今天，我去海边了"）。一个音乐回答和问题之间以相似的方式相关联，两者都包含某些相同的要素。回答与问题相匹配并"解决"了问题。

◇ 练习 34：回答或应答

尝试演奏音乐问题，然后回答它们。用打击乐器和旋律乐器来进行练习，演奏各种时长、强度和浓度的音乐答案。合并（引用）问题中的某些部分，并应用到你的回答中。当练习一问一答时，问题乐句可能是结尾落在主音之外的一条旋律，而回答则总是结束在主音上。节奏性问题可能结束在四拍节奏的第三拍上，而回答可能结束在第四拍上，给人终结感。

重复

定义：再创造音乐陈述。

音乐陈述常常通过重复得以发展。这似乎是所有流派的音乐所不言而喻的。重复是制造连续性和一致性的方式。对于某些音乐来说，它也是让"错的"音符听起来正确的方法。我们听得越多，就越觉得舒服。自由即兴通常包含对于主题的发展，这也形成了重复。重复的乐句和乐段也在曲式中占有核心地位（例如，AABA式）。

"如果你弹错了音，那就在你接下来的演奏中改正它。"

——美国爵士吉他演奏家乔·帕斯（Joe Pass）

✧ **练习35：重复**

演奏一个乐句，然后重复它。通过重复和逐渐改变旋律、节奏、动力或音乐的其他方面的方式继续发展乐思。起初，在一并变换多个音乐要素之前。可以将改变局限于某个单一音乐要素上，比如音高。这样更容易记录你的改变。最后，你可能运用其他技巧来创造各种变奏，包括延长、扩张、缩减和调整。重复可以是在微观层面上的，比如重复单一的音；也可以在更大一些的规模上，比如重复一个长乐句甚至整个乐段。从简单的开始，当你感觉舒服的时候再复杂化。（MU8）可在附录E中寻找音乐乐句的音频范例。

主题与变奏

定义：建立一个主题，然后改变它来创作多重变奏。

运用"实验"和"寻找主题"的概念，使用在前面提到的几种技术以多种方式建立并改编主题。

◇ **练习 36：主题与变奏**

选择一件乐器，通过重复一个陈述数次来寻找主题。使用前述的技术，在你的主题的基础上创作变奏。进行这种创作的方式之一就是每次只改变一种音乐元素，如节奏或音色。不断地尝试用各种方式改编你原来的主题。用诸如节奏、节拍、乐句、速度、音色、动力和音高等要素进行演奏。记着，主题可以是一条非常简单的乐思。在你的主题变得无法辨别之前，你能在多大程度上改编它？（MU19）

曲式

定义：音乐陈述和乐句的排列组合。

曲式是指乐句和乐段是如何依时间排序从而形成一个完整的音乐片段的。关于曲式描述的篇幅很多，此处不再赘述。一言以蔽之，对于更丰富的音乐体验来说，曲式和节奏相似，能够创造秩序感、预期感、安全感和满足感。

◇ **练习 37：曲式**

通过即兴并排列有反差的乐句和乐段，探索各种不同的曲式结构。改变任何一种或几种音乐元素（如节拍、调性、速度、动力水平或音色等），能够帮助你创作音乐"正式的"乐段。探索并演奏乐句和乐段长度的音乐。你可以一直使用一种乐器或者尝试几种。从最简单的开始，当你有了掌控感后，再慢慢增加复杂性。

一些常用的曲式包括 ABA、AABB、AABA、AAbbA（五行打油诗 ①）、ABACAD 等（Rondo）、ABCBA（Arch）以及 A1、A2、A3、A4……（主题与变奏）。（MU19）

---

① 一种源自爱尔兰的五行韵律诗。

在附录 E 中寻找不同曲式的音频范例。

装饰音的使用

连音和倚音

定义：演奏两个音，两音之间的间隔极短。

连音通常是由打击乐器演奏的一种音型，在极短的时间内在乐器上连击两次，听起来几乎是同时发声的。倚音是旋律乐器演奏的装饰音，是在主音之前演奏一个较高或较低的音。在弦乐器上通常用"击弦"和"钩弦"来描述这种音效。

✧ 练习 38：连音和倚音

分别练习连音和倚音，然后在你的即兴中组合使用它们。连音和倚音经常被运在乐句的开始和结束部分，但也可依演奏者在乐句的任何地方使用。（PR12）

双倚音

定义：双倚音是在主音前演奏的两个音一组的装饰音，其时值通常是主音的一半。双倚音在实质上包含了两个音的倚音。

双倚音是鼓的主要基本功[①]之一，且通常运用在使用军鼓演奏技巧的打击乐器上，如小军鼓、架子鼓和天巴鼓。

[①] 基本功是学习敲鼓的入门级基本节奏模式。这些模式构成了西方鼓乐的节奏基石和"词汇表"，其丰富多样的组合创造了鼓乐。

✧ 练习 39：双倚音

在打击乐器上演奏一个简单的节奏。间或演奏一些双倚音，用以在乐句的不同位置上强调某些音。你可以通过在桌面上轮奏你的手指来练习双倚音的运用，就像人们在等待的时候做的那样。（PR12）

滚奏和颤音

定义：快速反复演奏一个音以产生一种延长音的音效。

滚奏通常是通过双手或手指的交替动作完成的。"滚奏"这个术语通常是指在打击乐器上使用一个音来演奏。而"颤音"则是指使用旋律乐器（键盘、弦乐、木管和铜管乐器）在相邻的两个音上快速交替反复演奏。

✧ 练习 40：滚奏和颤音

在不同的乐器上探索使用滚奏和颤音。在节奏型里单独演奏滚奏。改变滚奏的长度以适应节奏乐句。在旋律乐句中使用颤音，在不同的音区和音阶中进行探索。与此相关的一种技巧被威格拉姆（Wigram，2004，p.58）称为"闪烁"，实质上是指用整个和弦来演奏颤音，而不仅仅是用两个音。在键盘乐器或是音条乐器上比较容易做到这一点，但也能在另一些旋律乐器（能够在一组音上快速更替）如克林巴琴上演奏。（PR12）

颤吟或揉弦

定义：用节奏的方式增强或降低声音的等级，制造一种脉动的效果。

凡是可以在动力上产生细微改变的乐器都适用颤吟。在演奏声音、木管和铜管乐器时，颤吟常常是通过用横膈膜控制呼吸来演奏或演唱出来的。在弦乐器中，则是通过细微的手指揉动来发出微妙的音高变化。一些打击乐器，如克林巴琴、巫毒鼓、震音管（*Vibratone*）[1]，能够通过覆盖乐器上的小孔来改变音量的大小，从而制造出颤吟的效果。

◇ 练习 41：颤吟

在你的乐器上探索音量细小、有节奏的改变。如果需要，咨询一下有经验的音乐家。同时改变颤吟的速率和程度。对比使用颤吟和未使用颤吟的区别。（PR12）

突变

突强（sfz）：在正常音量环境中出现的一个突然发声的强有力的重音。

突弱（sfp）：一个正常音量的音符后面紧跟着音量弱下来。

◇ 练习 42：突变

根据上述描述，在你的演奏中尝试创造突强和突弱。将这种效果与其他类型的重音以及无重音的音符和乐句进行对比。（PR12）

滑音或推弦

定义：一个音在音高上的细微移动，或高或低，但通常总回到起始音高上。

滑音可以出现在一个音的开始、中间或结尾处，常常用在一些风格的音乐上，如摇滚、说唱音乐、爵士乐、印度音乐、亚洲音乐和阿拉伯音乐。滑音的幅度可以小到几个音分（一个半音的百分之几），或大到几个半音。滑音

---

[1] Vibratone 是拉丁打击乐公司（Latin Percussion, Inc.）的注册商标，这种乐器是由一根金属管构成的，有特定的音高，其特点是在金属管的顶端有一个小孔，迅速地覆盖小孔和移开可以制造揉弦音效。

通常用来营造音乐的紧张感和灵活性。许多电子键盘都装配有"滑音轮"，这是一个通过改变中心定位点（在没有施加外力的情况下保持自然松弛状态的位置）制造高或低两个半音滑音的装置。

◇ 练习43：滑音

使用能够创造滑音音效的乐器，如长笛、滑哨、卡祖笛或你的嗓音。演奏并保持一个音；一旦这个音稳定了，滑高或低一些然后回到原来的音上。尝试从稍微低一点的音滑"入"主音；从稍微高一点的音降落到一个音。在不同的位置（开始、中间、结尾）或升高或降低地尝试滑音。当你在持续低音的上方声部使用滑音时，需要留意的是上下两个声部有细微差别的音有时会相互"摩擦"而"冒泡"。（PR14）

塞壬 *

定义：一个音在音高上有规律地改变，高低程度通常从跨越几个音到超过一个八度不等。其旋律线就好像流畅起伏的波峰、波谷。

◇ 练习44：塞壬

吸一口气然后叹出来。重复进行。唱出一个舒服、开放的音，然后每次唱的时候通过升高或降低音符来拓展你的音域。重复并将之延伸到你音域的极限。结束在一个让你感到舒服的音上。（PR14）

---

* Siren 的音译，原意为希腊神话中用魅惑的歌声引诱航海者的女妖，十七世纪的欧洲渔民将警笛装在暗礁上，以塞壬的故事提醒船只减速或绕行。后引申为警报器、警笛。在本文中是指像警报器发出的声音一样高低起伏。——译者注

滑奏

定义：从一个音高到另一个音高的平稳改变。

也称为"刮奏"，滑奏是一种装饰音技巧，它是在音与音（通常两音分开些距离）之间的过渡中整合了"塞壬"的特点。一些乐器（如滑哨和长号）就是为了制造这种音效而设计的，但是滑奏也可以在许多旋律乐器上演奏出来，如通过快速的音阶上下行演奏。

◇ 练习 45：滑奏

探索从一个音滑到另一个音的平稳改变的方式。在小音程和大音程区间里练习上行和下行的滑奏。从根音开始，练习在不同音阶上的滑奏。（PR14）

延留

定义：延迟解决和声或旋律中的某一个音。

延留音是持续时间比其所在的原和声背景更长的音，由此产生某种程度的张力感并延迟解决。例如，保持属七和弦中的七音（其原本是自然解决到主和弦的三音）不随和弦进行到主和弦，以形成延留或延迟解决。尽管在许多风格的音乐中有多种常用的延留类型，但我们在此处的目的是指出任何一个音都可以作为延留音，在背景改变时保持不变以增加音乐的张力。

◇ 练习 46：延留

用和声乐器（如钢琴或吉他）进行练习，在和弦转换时保留前一和弦中的一个音（这个音不包含在后一和弦中），以构成延留。你可以选择通过将这个音进行至第二个和弦中靠它最近的音的方式来解决这个音；或是放开它，可能直接进行到第三个和弦以致张力得到缓解。

回音

定义：回音是指在主音前演奏的一组音。

回音通常包括本音、上方音、本音、下方音并最终定在本音上。以 C 为例即是 c—d—c—b—C。逆回音则是先演奏下方音再演奏上方音。

✧ **练习 47：回音**

用旋律乐器练习将回音组合进你的演奏中。回音大多围绕音阶中的基本音，如主音、五音，但是练习可以放在音阶的各种音中以体验其效果。先将回音放在强拍上练习，然后尝试着在乐句的不同位置使用它们。（PR14）

在附录 E 中寻找不同装饰音技巧的音频范例。

在自由即兴中使用的音乐元素

如前所述，哪怕是演奏最基础的音乐都会同时包含多种音乐表情（动力、音色、音高和时值）的使用。为了便于在即兴体验的框架下讨论每个元素及其相互关系，现将这些元素进行一级和二级分类（Based on Gardstrom, 2007），列表如下：

节奏（PR7）

- 脉动
- 速度
- 划分
- 节拍
- 节奏模式（节奏型）
- 装饰音（花腔）

音调（PR13）

- 调性
- 调式
- 旋律
- 和声

织体（PR17）

- 音区
- 单声或多声部
- 齐奏、分声部或复合节奏
- 角色关系
- 演奏配置[①]

动力（PR20）

- 音量
- 渐变
- 突变
- 重音

音色（PR22）

- 乐器
- 配器
- 技巧

音乐元素的角色

当你能够越来越熟练地运用所有这些音乐元素时，请谨记每一种元素都

[①] 根据设置、配器和技术等确定音乐家如何利用某件特定的乐器。

有其潜在的含义，这不是指字面上的意义，而是指那些能促进某些情感与关系的特质。虽然音乐的含义是主观且可自由诠释的，但作为音乐家，我们依然可以运用一些建立在体验和研究基础上的原则和共性。布鲁西亚（Bruscia，1987）罗列出音乐元素的功能，这些内容曾在朱丽叶·阿尔文（Juliette Alvin）的《自由即兴音乐治疗》（*Free Improvisation Music Therapy*）一书中有所阐述。下面是对阿尔文的音乐元素概要功能的总结：

- 音高（音区和音域）：与紧张和放松的对比有关。
- 动力（强度）：与力量感、能力、安全感和完备感有关。
- 音调色彩（音色）：和愉悦以及音乐识别有关。
- 音程（旋律和和声）：与情感内涵和期望有关。
- 时长（节奏）：与流动、结构和组织结构有关。
- 曲式（顺序）：与思维秩序和维持情绪边界有关。

音乐与情绪

大多数人都会认同音乐切实可以传达特定的情绪，但是诸如文化、个人经验、音乐喜好以及音乐内容等因素在人们领会音乐究竟传达了什么的感知形成上扮演着重要的角色。在《音乐性对话》（*Musical Communication*，2005）一书中，Patrick N. Juslin 认为，99% 的音乐家都认为音乐能够传达情绪。但是问题来了，"音乐能够传达哪些情感？又是怎么做到的？" Thomson 和 Robitaille（1992）发现，听众能够一致地识别出由不同的作曲家创作的简短旋律中蕴含的多种情绪，如喜乐、伤心、兴奋、迟钝、愤怒与平和。

在 Juslin 和 Laukka（2003）的一项研究中，其荟萃分析结果显示，职业音乐家能够像做出面部和声音表情一样精准地传达五种情绪：高兴、愤怒、悲伤、恐惧和温柔。这项研究认为，演奏者们运用了大量与语言中的情绪相同的音响参数的情感模式。表2是根据《音乐性对话》(*Musical Communication*，Miell，2005，p.96)中的表5.1制作而成，呈现了与某些具体情绪相关的音乐特征。完整的表详见原文。虽然表中的音乐标识不应以超出其相应价值的方式呈现，但它们的确为运用音乐作为表达和沟通的媒介提供了参考。值得注意的是，以一种单一特质(如快速，在不止一种情绪中呈现)来确定某一类情绪预期是不太现实的(见表2)。

表2　音乐特征与情绪

	高兴	悲伤	愤怒	恐惧	温柔
速度	快	慢	快	快	慢
音量	高	低	高	变化	中低
节奏	简单	简单	复杂	急促而不流畅	–
音高/音域	高/宽	低/窄	高/窄	高/宽	低/窄
模式	大调	小调	小调	小调	大调
音程	纯4纯5度	小2小3度	大7度增4度	宽的	–
旋律	上行的	下行的	上行的	上行的	–
和声	和谐的	不和谐的	无调性的	不和谐的	和谐的
发音	断奏的	连奏的	断奏的	断奏的	连贯的
音色	明亮的	钝的	尖锐的	柔的	柔的
节奏性变化	始终如一的	变化的渐慢	切分节奏的加速	无规律的暂停	温和中速的

当你作为独奏者、搭档和小组成员去尝试这些音乐元素时，请记录你的冲动和选择。

- 你所创作的音乐中呈现了哪些音乐特征？
- 就你自己的音乐表达而言，你的意图是什么？
- 你的音乐选择或冲动是如何影响你的搭档或小组成员的？

- 改变一个音乐特征是怎样影响整体的"情绪"的？
- 你怎样才能（或不能够）塑造音乐的情感情绪？
- 对于意图、表达、接受和诠释之间的比较，你的经验会告诉你些什么呢？

我不是建议你在演奏的时候"思考"这些问题，那样会让你深陷思虑并可能因此离音乐直觉更远。我所建议的是记录下你对于个人音乐要素的改变以及整体音乐效果的改变的感受。你可能会发现将你的即兴创作录音是非常有帮助的，然后用表 2 来分析音乐并讨论结果。这个练习会帮助你表达你的表现性和接受性音乐体验，并有可能促进你与其他演奏者联结和共情的能力。当我们从多视角来看待一种经验、将之与我们的生活经验联系在一起时，我们便将经验转变为教训，并从中获得内省来帮助我们发展新的技能。

你可能会发现运用上述某一情绪分类及其不同的音乐元素进行音乐创作是一件很有趣的事情。为你的音乐录音并播放给某人，请他们选出五种情绪中的一种。录制这五种情绪音乐的简短版本，让人们听一下能否辨别它们分别是哪种情绪的音乐。

┌───
│ **第三章回顾**
│
│ - 学习如何演奏音乐是一个循序渐进的、有机的整体体验。
│ - 我们的注意力品质与我们的声音以及我们的音乐的品质相关。
│ - 有质量的音乐体验可以让愉悦感倍增，继而带来技能水平的提升。
│ - 即兴演奏中运用的主要元素是：动力、音色、节奏、调性、织体和句法。
│ - 音乐元素在音乐中扮演着某些特定的角色，与下列元素相对应：张力、能量、安全、愉悦、意义、预期、流动和边界。
│ - 音乐元素（如调性、节奏、节拍等）的特殊处理与特定的情绪（如开心、悲伤、愤怒、恐惧和温柔）是相关的。
└───

音乐的内部关系存在于个体的音乐表达之中，常被描述为个体如何运用节奏、旋律、音色和动力（Bruscia 1998，p.127）。音乐内部技术是我们用来构建这些关系（通过个人演奏的音乐表现出来）的当下行为。

持续低音

定义：一个或几个持续的音为其之上的音乐结构提供基础或地基。

持续低音的名称来自工蜂昼夜不停地哼鸣。持续低音乐器通常包括风笛、扬琴、音钵、舒如提盒子和风琴踏板音。持续低音的常规配置包括：

- 单音（根音）：用颂钵演奏这种类型的持续低音。
- 双音持续低音（根音—五音）：舒如提盒子常常用来演奏这种持续低音。
- 三音持续低音（根音—五音—上部根音）：常由苏格兰风笛、扬琴和美国三弦（strumsticks）演奏。

持续低音会以节奏性或持续音的形式出现在高音声部或低音声部。在奥尔夫音乐教学法中常会使用几种不同的持续低音，相互之间有着细微的节奏和旋律差别（Goodkin，2004）。

- 和弦：根音与五音同时演奏。
- 分解：根音与五音交替演奏。
- 交叉：根音—五音—上方根音—五音（如 C1—G1—C2—G1）交替演奏。
- 层级：两组和弦持续低音在毗邻的八度内交替演奏。

✧ 练习 48：持续低音类型

尝试在不同的乐器上演奏不同类型的持续低音。当你演奏时，在其上哼鸣或演唱。用不同的调性和音域进行尝试。记录下你是如何与不同的乐器进行互动的，以及相较之下的相似性或差异。如果你无法找到不同的持续低音乐器，可使用一些录音（或你自己录的），或者运用电子乐器。（MU7）在附录 E 中可找到相应的音频范例。

音区

定义：乐曲整体音域的一部分。

演奏会在某个特定音区或音区之间进行。对大部分乐器来说，在特定的音区（乐器音域的高音区、中音区或低音区）上演奏时会呈现细微的音色差别。这在人声中尤为突出，如低沉的"胸音"和明亮的"头音"构成了鲜明的对比。演奏者会因为各种原因选择在不同的音区进行演奏：

- 将他们自己与其他演奏者区分开来。
- 用乐器演奏某种特殊的音色。
- 扮演特定角色，如地基、合作、陪伴、引导或独奏。

✧ 练习 49：音区

先在你的中音区发声（演唱一个持续的元音），然后移到低音区，最后来

到高音区。记录你的声音特点以及每次即兴时的感受。你觉得在哪个音区最舒服，为什么？（PR14）

持续低音之上的塞壬

定义：一个逐渐变化的音，在持续低音的基础上或上或下地移动，通常会覆盖一个或多个八度。

"Sirening"是一种体验一系列音程关系的途径。对一些人来说，用偏离调性主音的方式而形成的音程去进行探索和尝试是一种安全的方式。这种方式使演奏者有控制地在不同的音程之间转换或停留，体验每个音程并记录其间的差别。对于这种方式可在练习72（12度张力）中进行充分的探索。

✧ 练习50：持续低音之上的塞壬

在乐器上演奏一个单音的持续低音（舒如提盒子和颂钵都是不错的选择）。在你的低音区唱任意一个音（此处需要用到定音技巧）并逐渐升高这个音。关注当你的音高离开主音时所形成的音程。慢慢地改变可以获得最佳的效果。在必要时换气，去探索尝试你的整个音域，在上行的同时也尝试下行的探索。当你进入"完美"音程时，记录该音程的音效以及与其他音程形成对比的和谐感。记录当你非常接近但还没有达到根音时的效果。使用不同的音色和音调进行演奏。除了你的嗓音，还可以使用适当的乐器进行重复练习。（PR14）

五声音阶

定义：由特殊的五音调式所构成的音阶。

在世界范围内可以找到各种形式的五音调式，在非西方文化中尤为常见。在西方音乐中，这个术语通常是指"大调"、无半音音阶，这种音阶的构成是以五度相生法取前五个音（C-G-D-A-E），并排列组合于一个八度内。这五个音呈现了大调全音阶中的根音、二度、三度、五度和六度的音程关系。其他有异域风情的版本包括一些日本音乐中常见的含半音的五声音阶（A-B-C-E-F）。五声音阶被广泛地应用于奥尔夫和柯达伊[①]音乐教学法中。它们似乎有一种神奇的魔力，能够让演奏者自由自在地演奏而不用担心"弹错音"。

有时，我会将这种现象解释为"风铃效应"，是指不管怎么随意随机地演奏它们（五声音阶），听起来都不错。在大调五声音阶中没有最不和谐的音程——小二度、大七度和增四度。这就意味着音阶中的任何一个音无论在何时出现都不会有冲突感。儿童常常先将基础的五声音阶关系（小三度和大二度）融入他们的歌曲，而那些音乐教学法（如奥尔夫教学法）在教学过程中反映出这一现象也就不足为奇了。不管是何种原因使得这些音阶（五声音阶）中的音能够和谐共存，都为即兴者旋律的自由创作提供了多种多样的可能（Goodkin，2004）。

下面的练习是在不同的低音基础上使用同一个五声音阶（C-D-E-G-A），也就是人们常说的五声调式。其每一个调式都有不一样特质，有些听起来像大调，有些则听起来像小调（当然因为它们并非完整的自然音阶，所以从技术上讲它们既不是大调也不是小调）。西方音乐中最常见的形式是以"Do"为主音的五声音阶。在美国的民间音乐中也会出现"Re"调式和"La"调式；虽然"Mi"调式和"Sol"调式十分罕见，但其依然可以成为有用的音乐素材（Goodkin，2004）。

[①] 柯达伊教学法，也被称为柯达伊概念，是二十世纪中期在匈牙利发展起来的一种音乐教学法，以匈牙利作曲家和教育家佐尔丹·柯达伊（Zoltán Kodály）的名字命名。

◇ 练习 51：Do 调式

将乐器调整到 C 五声调式。以 C（Do）作为你的主音或根音并进行旋律探索和旋律固定音型（即兴伴奏）。这种调式听起来像大调。

◇ 练习 52：Re 调式

将乐器调整到 C 五声调式。以 D（Re）作为你的主音或根音并进行旋律探索和旋律固定音型。这种调式听起来像小调。

◇ 练习 53：Mi 调式

将乐器调整到 C 五声调式。以 E（Mi）作为你的主音或根音并进行旋律探索和旋律固定音型。这种调式听起来像小调。

◇ 练习 54：Sol 调式

将乐器调整到 C 五声调式。以 G（Sol）作为你的主音或根音并进行旋律探索和旋律固定音型。这种调式听起来像大调。

◇ 练习 55：La 调式

将乐器调整到 C 五声调式。以 A（La）作为你的主音或根音并进行旋律探索和旋律固定音型。这种调式听起来像小调。

◇ 练习 56：民族五声调式

用半音阶和自然音阶中的五个音组合成各种五声音阶。如果是使用奥尔夫乐器就简单了，你可以拿掉任意两个不同的音，看看你会得到一个什么样的五声音阶。记录下你愿意再次使用的五音组合。尝试为每一音阶的下方配上不同的调性根基。

在附录 E 中找到各种五声音阶的音频范例。

自然调式体系

本部分会涉及以下技能：

- 以各种调式和调性创作旋律。（PR14）
- 建立并保持住调性主音。（MU7）

自然调式体系的音阶多种多样且各具特色。与此相关的论述众多，所以不在此一一展开详述。即兴的目的是运用任何一种模式作为框架来创作音乐的基调、固定低音（即兴伴奏）和旋律。这些模式通常不包含功能性和声以及低音进行，即便有时会这样。当你进行后面的练习时，用你的嗓音去模唱旋律乐器的音乐，然后慢慢地撤掉旋律乐器的指导完全自己唱。这个过程有助于发展你的音乐能力和对每种模式的熟悉程度。与以往相同，练习应运用不同的节拍、速度、动力、音色和形式。或许每种模式特有的特质会激发某种特殊的情感或情绪。参考前一章中的音乐特征和情绪表（表2）来创作可以唤起某种具体情感的音乐。录下几个片段并播放给你的同伴，看看效果如何？提示：当你演奏的调式中有小七和弦时（多利亚调式、混合利底亚、艾奥里亚和罗克里亚调式），在开始即兴乐句之前，尝试用一拍来演奏从低音到七音的进行。

◇ 练习 57：伊奥利亚调式

调整你的乐器使其音域与钢琴白键上的 C 到 C 相一致。尝试创作以 C 为持续低音的固定音型和旋律。这种调式是大调色彩。

✧ 练习 58：艾奥里亚调式

调整你的乐器使其音域与钢琴白键上的 A 到 A 相一致。尝试创作以 A 为持续低音的固定音型和旋律。这种调式是小调色彩。

✧ 练习 59：多利亚调式

调整你的乐器使其音域与钢琴白键上的 D 到 D 相一致。尝试创作以 D 为持续低音的固定音型和旋律。这种调式是小调色彩。

✧ 练习 60：混合利底亚调式

调整你的乐器使其音域与钢琴白键上的 G 到 G 相一致。尝试创作以 G 为持续低音的固定音型和旋律。这种调式是大调色彩。

✧ 练习 61：利底亚调式

调整你的乐器使其音域与钢琴白键上的 F 到 F 相一致。尝试创作以 F 为持续低音的固定音型和旋律。这种调式是大调色彩。

✧ 练习 62：弗利几亚调式

调整你的乐器使其音域与钢琴白键上的 E 到 E 相一致。尝试创作以 E 为持续低音的固定音型和旋律。这种调式是大调色彩。

✧ 练习 63：罗克里亚调式

调整你的乐器使其音域与钢琴白键上的 B 到 B 相一致。尝试创作以 B 为持续低音的固定音型和旋律。这种调式是小调或减调色彩。

在附录 E 中可找到各种自然调式的音频范例。

其他音阶

民族音阶

在持续低音之上，你可以运用多种民族音阶。例如，和声小调可以其音阶五音为持续低音进行演奏。以下两个例子概述了这一点：G 调以 D 为持续低音，以及 D 调以 A 为持续低音。以音阶五音为持续低音的音响效果会让"西方耳朵"产生异域的或不同寻常的感觉，尽管这种类型的音阶在其他文化中非常常见。

以 D 为持续低音的"G"和声小调：D—Eb—F#—G—A—Bb—C—D

以 A 为持续低音的"D"和声小调：A—Bb—C#—D—E—F—G—A

✧ 练习 64：民族音阶

当你在这类音阶框架下进行即兴时，可运用首音和五音为"锚点"或"主音"，在即兴游离了一段时间后回到其中一个音上。因为这种音阶中有太多的半音和导音①，如果没有稳定的和声终止，旋律就仿佛结束在迷失中。尝试以半音音程上下移动某个音的方式来探索其他音阶，每次尝试一个音。

全音音阶

全音音阶包含六个音，每个音之间都是全音音程关系。在半音阶中存在两个全音阶，分别始于"C"和"Db/C#"。这种音阶的特点是所有的音就其声音导向性（张力对释放）而言都是平等的，因此类似于五声音阶一样不会

---

① 导音是指为了缓解张力，通常"想要"移动到邻近音的音。

有"错音"的困扰。你可能会回忆起在某些电影或电视节目中，用来描述某人"闪回"或开始"做白日梦"的片段配乐。示例如下：

C—D—E—F#—G#—A#

C#—D#—F—G—A—B

◇ **练习 65：全音音阶**

探索持续低音、固定音型和旋律。对级进式和跳进式的旋律都要进行尝试，并且要改变其动力、节奏、音色和曲式。其间，你还可以探索移调到邻近的全音阶。

在附录 E 中找到民族音阶的音频范例。

和弦转换

本部分会涉及以下技能：

- 以不同的调式和调性创作旋律。（PR14）
- 建立并保持调性主音。（MU7）
- 即兴的简单和声结构。（PR15）

由于特定风格的音乐不在本书的讨论范围内，所以建议你运用基本的和通用的和弦组合来进行本书的即兴练习。以下练习会给出成对的和弦组合，每一对和弦在其共同的音阶范围内呈现了低音或调式（大调或小调）的变化。"I-V（7）"和弦转换组合意味着对两种和弦特定用法的对比，即音阶的 1 级和 3 级音（I 和弦）与 7 级、4 级和 2 级音（V 和弦），在其之上 5 级和 6 级音都可使用。在两个相关联的和弦之间进行演奏为学习即兴的学生（或来访者）提供了一个安全的"容器"，因为许多和弦组合为不小心弹"错"的音或不和谐的声音提供了豁免。

许多和弦，如 I 级和弦和 VI 级和弦（比如 C 大三和弦和 A 小三和弦）共享两个相同的音（如 C 和 E）。而两个和弦的变换音（A）也就近地包含在其五声音阶中，这种和谐的一致性就好像专门在五声音阶框架下演奏的一样。还有其他一些和弦组合具有同样的特质，下面罗列了一些，但仅有一部分。尝试自己探索发现能有多少种组合。从任意和弦开始，然后以半音或全音改变其中一个音。其结果必形成另一个和弦。在两个和弦中进行转换，在这个和声基础之上进行演唱或演奏。

◇ 练习 66：和弦转换

运用不同的节奏、节拍以及配器在几个不同的调上演奏以下和弦。在每个和声组合基础上演唱或演奏（独奏），直到你完全掌握它们。以下为 C 大调示例：

- I—vi（C—Am）
- vi—V（Am—G）
- ii—I（Dm—C）
- V—IV（G—F）
- V—ii（G—Dm）
- I—V 或 V7（C—G 或 G7）
- I—IV（C—F）

在附录 E 中找到和弦转换的音频范例。

移动低音

固定和弦搭配移动进行的低音线条可以作为在同一主调或音阶（如持续

低音、五声音阶或自然音阶）内的自由即兴与功能和声（和弦转换）之间的桥梁选项之一。在这种情况下，和弦（或音组）仍保持持续低音并以改变低音的方式进行"重新构建"。这在增加音乐的丰富性和复杂性的同时提供了稳定感及和声"容器"。变换的低音线条让人联想到功能和声，但不意味着演奏者必须"做出全部改变"（就像那种整个和弦都要转换的情况）。这更像是即兴的模式，而与自然音阶模式或某单一音阶模式相去甚远。

✧ 练习 67：移动低音

用音域包含至少两个八度的复调半音乐器（钢琴、马林巴琴、吉他等），在上方八度音域中用两个相距四度的音（如 C—F 或者 G—C）创作固定音型。一旦固定音型建立起来，在下方八度音域中进行即兴，就像在歌曲中改变和弦一样变换低音（不是每一拍而是每一个或两个小节）。试看什么音会"和调"。也可以选择在上方固定音型中加入更多的和弦音，比如尝试"双和弦"结构（如 C—D—G）或延留音（如 C—F—G）。试验不同的"上方"和弦并检验你可以使用多少种方式来匹配下方的低音线。你还可以将"静止和弦配移动低音进行"的即兴录下来，播放时用相同或不同的乐器再次即兴一条旋律，也可以将这两者作为一次即兴整体进行尝试。

标准化和弦进行

本部分会涉及以下技能：

- 以各种不同的调式和调性创作旋律。（PR14）
- 记忆并二度创作几条和声即兴。（PR16）
- 建立并保持调性主音。（MU7）

以下是一些常出现在流行歌曲中的通用的和弦进行。熟悉这些和弦进行有助于你学习、演奏以及创作不同风格的歌曲，同时也为你的旋律即兴提供了和声基础。（PR16）

◇ **练习 68：标准化和弦进行**

花些时间练习以下和弦进行，并用其为你的同伴提供调性或和声基础。

通用或流行的和弦进行：

I—IV—V—IV（C—F—G—F）

I—IV—I—V（C—F—C—G）

I—vi—ii—V（C—Am—Dm—G）

I—vi—IV—V（C—Am—F—G）

I—V—vi—IV（C—G—Am—F）

vi—V—IV—III7（Am—G—F—E7）

12 小节布鲁斯：

I—IV—I—I（C—F—C—C）

IV—IV—I—I（F—F—C—C）

V—IV—I—V（G—F—C—G）

提示：在 A 小调布鲁斯的基础上演奏 C 五声音阶会有不错的惊喜！也可以移调，在布鲁斯上方小三度演奏标准五声音阶（例如，E 大调布鲁斯之上的 G 五声音阶）。

在附录 E 中找到标准和弦进行的音频范例。

半音阶

当你将你的游乐场拓展到音阶的全部 12 个音时，仍然要保持与之前相同的简单原则。刚开始时先使用邻近的半音作为装饰音，尽量保持与你的"主音"靠近并慢慢地向外延伸，就像是小孩的游戏范围从沙箱到后院，然后到前院，最后能到达邻里街坊。如果你"迷失"了，就返回主音然后重新开始。半音音乐的范围是非常广阔的。一些趋向于半音风格的音乐（如 12 音音乐和大部分爵士乐）已然超出了该讨论的范围。保持简单性，我建议你最初以无调性开始你的半音即兴练习，先不要尝试"改变"。在音乐人组织的教学中，有一种体验是非常美妙的，演奏者将钢琴的 88 个键作为独立的"锣"，每次只演奏一个音并让每个音响起，然后再演奏下一个音。

◇ **练习 69：钢琴锣**

全程踩下延音踏板，弹奏单音，让每个音像敲一面锣一样回响。在乐器全音域上演奏任何一个你喜欢的音。你可以独奏，也可以和搭档轮流演奏。确保你演奏的每个音都尽情地响彻，在音与音之间从容不迫。去体验每个音是其自己完整的表达。领会每个音回响时的美妙并注意聆听音与音交织时的音效。

在试验无调性或半音音乐时，"空间法"或许是个不错的开始。这是指演奏相距甚远的不同音高的音，并在两音之间留足够的时间。自此，开始在高声部和低声部探索音簇、简单重复的固定音型（如极简主义）以及固定低音或固定节奏型之上的菱形旋律。

✧ 练习 70: 圆罗宾转换 ①

在二重奏、三重奏或四重奏中，一个人演唱或演奏一个简短的独奏，然后保持住最后一个音（既可以是一个保持音，也可以是一个固定音型）。第二个人开始独奏（探索）片刻，然后停在一个辅音上。持续这个过程直到所有演奏者都进入音乐，然后第一个演奏者开始探索并寻找一个新的音调。当每位演奏者都停留在自己的持续音上时，独奏者下方的和弦和织体（相较之前）已经改变了。持续这种体验几分钟，然后转调或是结束。用嗓音和乐器以不同的音阶布局来进行尝试。

✧ 练习 71: 有机合唱

我最钟爱的音效之一就是由一群人共同创作、随其意愿在任意音符上哼鸣、吟诵、诵唱和歌唱所组成的合唱。伴随着演唱者的进入和离开，演唱的旋律上下起伏，时而和谐，时而交错，音乐的这种美妙的品质对我来说是一种前所未有的体验，不仅萦绕于心，且有绕梁三日之美。

条件允许的话，寻找一处有自然混响的空间，如演奏厅、楼梯井或教堂内殿。大家围成圆圈，每个人可以哼鸣（吟诵、歌唱）任意的音符。这么做是为了探索音簇和创造摆脱了各种和声束缚的"音景"。这可能意味着各种音高同时发声、合唱和声、制造紧张等。一旦第一个音被哼唱出来，这个音乐片段就开始了。音乐的织体与和声可能听起来有点"非同寻常""出乎意料"，甚至是"不可思议"的。演奏的规则可能是只演奏某些特定的声音（如只用吟诵），或更宽泛地包括诵唱、歌唱和其他形式的嗓音音乐。

在向一个团体呈现这种音乐活动之前，预先做一些阐述是大有裨益的：任何声音都可以作为有效的乐音，音乐的张力与释放是整个音乐进程中的核心组成部分。要让所有人都知道，本次体验仅仅是对声音的安全探索。这通常可以帮助人们减轻那些因为"演奏"音乐而产生的焦虑和不自在的感觉。

---

① 这个练习模仿了音乐人组织的活动。

在某次对发展性社区音乐 [①]（Developmental Community Music，DMC）带领者的培训中，该活动最终幻化为经久不息、难以抑制的欢声笑语——这是多么美妙啊！

✧ 练习 72：12 度张力

以固定的持续低音作为基础，演唱或演奏一条半音音阶，从同音开始经过音阶中的每一个音，结束在起始音的高八度音上。每当你创作一个音程时，可从声效和躯体感受两个角度关注这个音程的张力品质和独特的音效，写下或画下这些内容。将这些音程与张力相似的音程进行比较（小二度和大七度、纯四度和纯五度、大三度和小六度，等等）。你可以根据张力的程度绘制一份半音阶图（例如图 1）。当你在八度内上行和下行时，留意在"半音阶梯"上的每一步有什么样的感觉。重复这个练习会帮助你开发你的旋律与和声之"耳"。你还可以探索半音音阶中 12 级音之间的音程关系（1/4 音 [*]）。

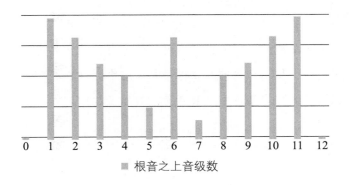

■ 根音之上音级数

图 1　半音音阶音程的张力感

---

① 这是一种以社区为基础、以音乐为中心的团体体验，由卡拉尼创建并通过其著作《相聚在节奏里》（*Together in Rhythm*）进行教授和培训。访问 playsinglaugh.com 以获得更多关于发展性社区音乐方法的信息。

*半音音程的一半。——译者注

◇ **练习 73：12 音华彩**

　　用半音乐器，如马林巴、钢琴或是你的首选乐器，像表演一段华彩乐章（一段特写，通常是协奏曲靠近结尾处的华丽的独奏片段）一样地进行演奏。就好像你自己是独奏大师一样进行演奏，仿佛对于你来说是不可能弹错音的。充满自信和感情地演奏，你是一位音乐大师！让音乐像插上了翅膀般地在你的手指间飞扬！充分运用节奏、动力、装饰音、乐句和你可以整合的所有音乐要素，无所畏惧地演奏！

　　在附录 E 中找到运用半音音阶的音频范例。

第四章回顾

- 调性基础是将某个音高的单音确立为基音或根音，虽然还会有其他音出现。
- 和声基础是建立某个调式或调性中心，通常还包括和弦转换。
- 五声音阶由五个音组成且结构各异。
- 自然音阶模式是某个调性基础之上的大调音阶。
- 其他音阶包括全音音阶和民族音阶，如和声小调。
- 在两个和弦之间来回转换可以建构一个有效且安全的和声基础。
- 和弦进行提供了丰满的和弦框架且适用于流行音乐。
- 可以用多种方式来探索半音音阶，如以音程的方式，缓慢地以自由的形式演奏。

音乐间关系

音乐间的关系是指由两个或多个人所创作的音乐间的关系，通常以存在于个体和整个小组之间的节奏、调性、织体和其他音乐要素为要点进行阐述。音乐间的关系同时包含了即兴演奏中的当下和连续性方面（Bruscia，1987）。音乐间技术是我们用来培养音乐间关系（即我们创作的音乐与其他人的音乐以及整个小组的音乐之间的关系）的当下行为。

音乐间关系（你和至少另一个音乐来源）可能会以如下方式进行练习：

- 两个演奏者之间的二重奏（通常在角色关系中切换）
- 有固定伴奏（使用录音或"循环"音乐）
- 小组体验（以整个小组或各个个体作为你的搭档）

其他练习还包括：

- 与节奏基础为伴进行演奏
- 与固定调性 / 和声基础或固定旋律为伴进行演奏
- 与稳定和弦和移动低音为伴进行演奏
- 与移动和弦或功能性和声为伴进行演奏

● 在环境声音基础（包括自然环境和机械环境）上进行演奏

谈话技术

除了发展你的音乐间技术，同时你还需要探索和发展诸多谈话技术。人际间关系是指存在于个体与个体之间或者个体与整个团体之间的关系。它们通常从行为、感受、状态和肢体语言的角度进行讨论（Bruscia 1998）。尽管本书关注的焦点是音乐创作，但是内在的（个体内在）和人际间（人和人之间）关系都会呈现出来，因此两者都是你在练习中要涉及和处理的部分。有大量著作旨在探讨临床谈话技术（也称为语言处理技术）。附录 F 中列出了最常用的七种技术（Bruscia，1987；Borczon，2004；Gardstrom，2007）。

这些技术仅仅作为参考素材被列出，在没有正规的训练和督导的情况下，不建议在治疗情境中使用或练习。谈话技术极有可能打开某些敏感话题、无意识思维以及被压抑的感受和情感。这些谈话技术从某种意义上说仅仅可以被那些符合该领域的范围和职业实践的、有充分的训练、有职业资质和临床经验的人使用。如果你是一个没有经验和资质的治疗师，请寻找一些有声誉、可信赖的培训或指导，或者与那些有所需资质和在有效开展小组讨论上有经验的人建立同伴关系。除非你和你的老师或督导师对于你在敏感个体和人际关系议题上的能力有足够的信心，否则根据你的经验、小组成员以及体验的目的来限定主题才是恰当的。如果那些议题真的浮现出来需要处理，请从你的老师、督导或有经验的同辈那里寻求获得指导。

跨通道技术

临床音乐治疗师会使用"单通道"（在某特定的模式内，如音乐、动作、视觉艺术等），也会用到"跨通道"技术（涉及两种或多种模式，如将音乐与情绪、视觉艺术或动作联系起来）。因为跨通道技术既包含了音乐信息，也有非音乐性信息（如个体的情绪或精力水平），也就是说除了所演奏的内容，还需要了解额外的信息，而且因为界定这些信息（诸如情绪、精力水平和感受）都是颇为主观的，我决定不在本书范围内探讨这些因素。

　　我会在与所探讨的技术有交织的地方提到跨通道技术。我也推荐你去探索其他没有在本书中提到临床技术，因为这些技术在操作中是非常有用且有效的。本书中所引用的许多资源都极好地解释了跨通道技术及其应用。本章所提到的所有技术都是基础性的，且个人认为在即兴练习中处于核心地位。我猜想你会发觉接下来的内容超出了为构建临床即兴技巧奠定坚实基础的范围，因为音乐创作本身就是一种终生的学习。

角色关系

　　音乐关系的构成通常是以在音乐创作过程中的演奏者所扮演的各种各样的角色进行阐述的。当你在搭档或团体设置中即兴时，请留意你和你的同伴所采用的角色类型，以及这些角色是为什么和如何实现的？主要角色包括：

- 聆听者
- 表演者
- 跟随者
- 根基
- 伴奏者
- 搭档
- 领导者
- 独奏者

对于角色关系的思考包括：

- 哪位演奏者扮演了什么角色？
- 这些角色是如何用音乐表达的？
- 什么样的音乐改变引发了任何角色的改变？
- 什么样的社会性改变引发了任何角色的改变？
- 什么样的环境改变引发了任何角色的改变？
- 角色改变所带来的音乐内影响是什么？
- 角色改变所带来的音乐间影响是什么？
- 角色改变所带来的人际间影响是什么？
- 当个体扮演某种特定角色时，其所接纳、保持或抵制的程度如何？
- 什么样的个人因素会影响角色选择或角色改变？

准备

请在真实的即兴演奏中练习以下技术。我使用术语"真实的"一词是因为在即兴演奏中或许会有"表演"这些技术的倾向，而不是真正地感受它们（技术）来自音乐本真处。每次体验都以热身为开始，演奏一点没有特定产出或方向的内容。为了演奏而演奏。一旦你开始进入状态并感到舒适，可选择一项技术进行探索。做一个观察者，这意味着不要拘泥于具体的结果。去观察会发生些什么。当音乐结束后，运用恰当和相关的问题对整个体验进行处理。

在音乐体验开始之前就对其进行过度策划（分析）会剥夺你和你的同伴极具价值的学习机会和音乐时间。若仅是保持演奏的心态，然后敏锐地在技术上下功夫，你会发现你的探索将有许多形式和方向。这是极好的！并没有所谓的"正确方式"来练习即兴演奏，有且仅有练和不练之分。

至此，你已经学习、复习并发展了你的个人音乐技能，在接下来的体验中，你将会运用你的技能来创作音乐联结或"声音关系"。不要去聚焦于技术本身，而是用技术服务于你的音乐冲动。如果你弹"错"了，可记录下来（或根本不记）并继续进行。在 Bruce Ellis Benson 的《音乐对话的即兴演奏》（*The Improvisation of Musical Dialogue*，2003，p.134）一书中，他写道：

> "如果一个即兴演奏者弹错了，既没有乐谱可以依赖，也没有什么'橡皮擦'（至少在现场即兴演奏中）。这种不确定性或许是即兴音乐中最令人兴奋的部分。"

当与其他人一起演奏音乐时，关注的焦点是在演奏者之间形成的关系。如果你所思所想只是自己的演奏，那你会错失这些关系，要么是没有注意到它们，要么一开始这种关系就没得以形成。当你在技术和自由表达之间能够平衡时，可以借鉴 Victor Wooten（2006，p. 95）的建议：

> "我对技术放手，任由它去，从中抽身。一旦能做到这些，技术便开始自我生长。如若不然，我会对技术再多关注一些。关键在于，我永远不会对自己真正的议程视而不见，那就是创作音乐。这和我在交谈时用到的方法如出一辙，我很少去思考交谈技术，就去说好了。"

当你开始演奏时，就去弹好了。

音乐间技术将以下格式进行呈现。

名字：列出这种技术的首选名字。在某些情况下，命名法被应用于不同"流派"的音乐即兴（以及临床即兴）并不普遍。为了避免不同的技术用了同样的名字，或者相似的技术有不同的名字，在尊重传统的前提下，我尽其所能地为每种技术选择了最恰当的名字。在某些例子中，我对现存的分类法做了更改、拓展或增项。因为本章取材于音乐治疗领域内外的多种资源，在"术语"领域航行着实是一种挑战。对术语的编辑取舍并不意味着其相关价值的高低，而是为了帮助澄清、简化和促进理解并对所涉及的技术加以应用。想获得进一步的学习以及对技术及其术语的详解可以参考索引。

定义：有助于理解和记忆的"简约"版定义。

描述：本节是对该技术基本原理的阐述，包括何时以及为什么会使用到它。以及从音乐视角来例证该技术是如何形成的。

音乐之外：本节旨在描述一种技术是如何泛化到音乐之外的世界中去的。这包括为你做项目设计提供范例和概念、你工作中运用的隐喻创作以及你个人的人际互动。

练习：这里是你开始真正探索每种关系和技术的起点，会提供很多种方法来进行你的即兴练习。不要仅把自己当作一个跟随者！如果你需要一些点子来着手，这里提供了一些建议，但是最终你会创造出你和你的同伴专属的练习。

当你练习这些技术时，请从两个视角（"来访者"和"治疗师"）进行思考。不时地"穿上你的来访者的鞋走一走"是非常重要的。这有助于你对角色以及在治疗中形成的关系获得直观的理解。当你与搭档一起练习时，记得提供反馈，对练习进行录音，记录下次你会保持什么、对什么放手或是改变。

戈斯乔姆（Gardstrom，2007）从以下三点谈到过即兴技术：（1）虽然我们可能会分别定义每种技术，但是当真正开始练习时，它们之间会有相当多的交叠。许多技术能够跨越分类的界限起作用，并且常被用来联接两者；（2）某些涉及不同角色关系的技术能否使你进入这些角色关系，取决于小组以及使用这些技术的环境；（3）技术在本质上并不是规范，并非行必果（比如，为了给小组提供根基而演奏节奏性根基）。技术的本质是尝试，而且在不同的时间往往会产生不同的结果。最重要的是，技术会受到多个因素的影响，不仅仅是小组中的个人动力和人际动力，还包括你对小组成员的了解和过往经验、已确定的目标和目的以及你当下的观察。

当你以"治疗师"的身份练习这些技术时，既要单独、循序地练习，又要将它们与其他音乐间和人际间技术结合使用。你可以先练习一个技术，再按分类进行练习，最终以结合、跨分类的方式进行练习。当你练习多重技术时，比如在模拟治疗中，应根据需要使用它们。一旦这种技术实现了它的目标，如为音乐提供基础或加快了速度，可转而关注小组中的另一个需要。终极目标并非仅仅是能够运用某种技术，而是帮助提升小组功能以及帮助你的来访者。应以目的为导向地运用技术。

当你以"来访者"的角色进行音乐演奏时，少用分析的视角。避免"行为举止像来访者"，除非之前经由小组和小组领导者同意模仿某个特殊群体具有代表性的特质。允许"治疗师"来塑造整个体验，但同时也要抵制自己想要"帮助"（做你认为他想让你做的事）来访者的倾向。换句话说，别揣测你的"治疗师"。做你自己，并活在当下。你的角色是为了提供一种真实的音乐体验。

共情技术

共情是指设想站在他人角度，穿上他们的鞋子走路，想象如果是他们会怎样，以及设身处地地感受他们所感的能力。在《全新思维》（*A Whole New Mind*，2006）一书中，作者丹尼尔·平克（Daniel Pink）认为共情的能力不仅是一种帮助我们安慰苦难者、建立坚实的商业伙伴关系、树立自尊以及帮助父母培养与孩子的感情的技能，就是在职业成就和自我实现所需的众多"高自我概念"和"高度个性化"的能力资质中，共情能力是最基本的。因为情感的表达是非言语的，常通过声音、移动或生命体征的改变呈现出来，音乐创作作为中介，通过运用嗓音表情、动作以及与生命机能（如呼吸）的联结，成为产生共情的得利工具。

匹配

定义：演奏与来访者相近似的音乐，使用相似的动力、节奏及和声要素[①]。

描述

匹配是你所运用的节奏的能量水平与你所听到的音乐相当。你所演奏的音乐符合且匹配来访者演奏的音乐的大致音色、节奏、速度、动力和织体等要素。当与其他演奏者一起即兴时，我们会自然而然地这么做，即演奏我们自己的部分又将之与我们聆听到的其他演奏者相关联起来。威格拉姆（Wigram，2004）是这么定义的："即兴音乐演奏是在保持相同的节奏、动力、织体、音乐特质和其他复杂的音乐元素的同时，能够与来访者所演奏的音乐相融合、匹配或相称。"

音乐之外

你甚至不需要特别的关注就可以改变速度和动力以匹配正在和你互动的人或人们。这是你和你同伴之间的一种极其微妙的交流。销售人员常常会使用这种技术，比如通过模仿潜在客户的声音语调、语言和肢体动作来与其建立联结。下次你与某人面对面交流时，可以匹配他们讲话的大概的音质、动力和节奏来深化你们之间的人际联结。

在附录 E 中可找到音乐间技术的音频范例。很多时候，这些技术是贯穿搭档和小组情境而起到联合作用的。

♦ **练习 74：匹配**

"来访者"先开始演奏音乐。"治疗师"聆听，然后匹配来访者的音乐特质，包括音量大小、织体、节奏稠密度和结构（律动、节拍、重音等）、调

[①] 布鲁西亚（Bruscia，1987）使用术语"步调"来描述治疗师为了匹配来访者的精力水平所使用的技术。步调可以是"单通道模式"（如音乐—音乐）或者"跨通道模式"（如音乐—动作）。治疗师演奏的音乐未必但很有可能匹配来访者所演奏的。

性、旋律轮廓、和声结构，等等。（MU4）你还可以如上所述地进行演奏，并且在只关注某一个范畴（如节奏）的同时来变换其他音乐元素。

同步

定义：针对正在演奏的音乐创造一个详尽的复制品。这一技术也被称为映像或重影。

描述

对这种技术的命名有相当多的版本。布鲁西亚（Bruscia，1987）将"同步"定义为"同时做来访者正在做的"。同步性，可以在众多音乐要素中进行或仅仅在一种要素中体现。还有"跨通道同步"，即通过音乐表达另一个人的动作来支持、稳定或强化他的反应。威格拉姆（Wigram，2004）用"镜像"一词囊括了音乐和肢体语言（行为）。音乐人组织用的术语是"映像"，指的是一个人站在某人身后像影子一样模仿他的动作，这是在动作活动中的常用术语。在编曲领域，与之相类似的技术常被称为"重影"。编曲者依靠其音乐直觉以及视觉线索用这项技术恰当地预期他的搭档的动作。这种技术极具创造共情的潜能，但是需要小心的是，别让你的行为看起来好像是在效颦或嘲弄你的搭档。你所受的培训和经验会帮你避免这种忌讳。同步是一种能体现演奏者之间深度联结的共情技术。同步要求我们悉心聆听，调整我们的动作与来访者相一致，根据之前的音乐素材来预测节奏和旋律，以及保持对来访者的持续关注。

音乐之外

穿上别人的鞋子意味着在他们的世界中行其所行、观其所观、听其所听、感其所感。当我们观察某人时，我们会观察他们的人生是什么样的，包括"好的"与"坏的"。企业会从让人们参与工作观察来培训他们，但是企业也会用同样的方式让领导层通过在员工身边工作的方式了解员工的感受，以获得共情式理解。当我们的行为像某人时，我们会发现他们是如何行动的，这会帮助我们理解他们是如何体验这个世界的。作为治疗进程中的一个环节，心理治疗师和工作坊带领者 Carolyn Braddock 让她的来访者镜像他们生命中的某个重要人物，以此触碰并激发思维、感受和情感。

✧ 练习 75：同步

单通道体验："来访者"首先演奏音乐，或缓慢，或重复。治疗师尽最大努力精确地演奏来访者正演奏的，同步来访者的节奏、音高、织体和动力。如果过于具有挑战性，请减少你尝试同步的音乐元素的数量。例如，尝试仅仅是同步节奏或动力，然后再逐渐加入其他元素。（MU2）

跨通道体验："来访者"首先用乐器演奏音乐，"治疗师"用一种不同的通道模式（如讲话或肢体动作）与之同步。随着需要同步的音乐元素数量的增加，这项技术愈发具有挑战性。动力、织体和节奏从总体上来说比旋律与和声更容易应对一些。基于此，刚开始的的时候，你或许会请你的来访者使用无音高的乐器，或你们俩都使用无音高的乐器。（MU2）

标记

定义：与来访者的音乐暂时地同步。

描述

标记可以看作与音乐短暂的交会，然后分开。同步是将两人或多人的音乐融合在一起，标记则是在某一刻将之短暂地汇合。这种技术会产生与同步相似的共情效果，但是强度是不一样的。例如，治疗师可以标记小组整体的音乐，或同步三位不同的来访者的部分音乐。标记会让来访者感觉到你是聆听他们的，因为你会间或配合他们的音乐。这是一种时不时"核对"来访者的方式，让他们知道你和他们是在一起的。标记有助于从现存的音乐素材中创造出新的（混合的）模式和旋律。

音乐之外

一群一起旅行的人可能会有相同的行程活动。在某些时候，每个人又会有各自不同的活动，比如当旅行团离开大巴开始探访某个景点的时候。在小组即兴体验中，你会发现在不同的时刻标记不同个体的音乐是大有裨益的，这会让他们知晓你与他们在一起。这种类型的同步在保证每个人都有各自独立体验的同时使你暂时地与他人交汇。

◇ **练习 76：标记**

当你的搭档或小组演奏时，聆听其音乐趋向和重复元素等音乐特征。与某个音乐趋向或节奏交汇片刻，然后转到其他完全不相干的内容上去。一个简单的方法是先找到一个节奏固定音型，然后仅仅演奏其中一部分，比如最后两三个音。在不同的演奏者之间转换你的注意力，发现他们的演奏中的音乐特征并与之暂时同步。如果有两三位演奏者在演奏固定音型，你会发现标记每个人的音乐中的一部分会创作出一个独特的模式，这个模式反映了整个小组的音乐并为其提供了支持。

模仿

定义：在某人演奏之后，演奏与其相同的内容。

描述

在布鲁西亚（Bruscia，1987，p.537）的定义中，他将这种技术称为对来访者反应的"回声"。在许多方面，我更倾向于使用"回声"这个术语，因为它澄清了演奏的顺序是你在某人之后演奏，同时这也是音乐教育领域的常用术语（例如，"你愿意做我的回声吗？"）。模仿既可以在节奏型框架（由一定数量的节拍划分而成的乐句）中进行，也可以使用更自由的模式。而"回声"的理想模式是紧跟着原作演奏。

音乐之外

当我们重述所听到的，我们是在肯定这些信息，表示我们真正聆听了。在交谈的时候，我们或许会重述对方讲话中的一些关键词或短语，以表示我们听到了他们所说的。回声是我们最早的学习方式，我们常常重述那些我们还未理解其含义的事物。当我们被回声呼应时，可能会感到被认可和荣幸。当怀着恰当的意向这么做的时候，模仿其实是最高级形式的恭维。

✧ **练习 77：模仿**

"来访者"先演奏一个短乐句。"治疗师"模仿它，尽可能精确地重现这个乐句。以节奏乐器作为开始，然后过渡到简单的旋律（2～3 个音），最后到更复杂的旋律。使用一些音乐限定或许会有帮助，如限制使用某几个音、演奏级进旋律或设置其他限制。当你越做越好时，可解除一些限制以增加挑战和拓展你的乐感。

纳入

定义：在你自己的演奏中使用并发展来访者演奏中的主题和动机。

描述

纳入是一种对音乐资源的利用，你的搭档的一些零星音乐碎片稍后出现在你的音乐中。通常是以乐思的形式出现，但也可能包括特殊的节奏、休止或是表达性元素。在特定风格中，如爵士乐，艺术家"引用"某曲调中的旋律并将之纳入即兴演奏的情况屡见不鲜。这种技术对于创造一种延续感是很有用的，因为音乐素材被重复和再利用。它同时也提供了共情，因为它呈现了一位演奏者聆听并记住了另一个人的表达。

音乐之外

与模仿相似，纳入也是尊敬他人的一种方式。回顾本书中所有的引言，很多引言的作者都已经辞世，但是他们的思想因此书鲜活再现。如果有人在几十年甚至几个世纪之后引用你所说的话，你会作何感想？当我们将对方的想法纳入自己的工作中时，这似乎是在传达"我觉得你所创造的太不可思议了"，以及"我重视你的想法"。

◇ 练习78：纳入

在即兴过程中，"治疗师"仔细聆听"来访者"的音乐中与众不同的特征（主题和动机）。治疗师将来访者的想法纳入自己的演奏。主题一遍遍回响，抑或发展成新的素材。（MU3）

共情技术回顾

- 匹配是演奏与来访者相近似的音乐，使用相似的要素。
- 同步是与他人同时演奏与其精确一致的内容。
- 标记是对对方短暂的同步。
- 模仿是在其之后演奏他所演奏的内容。
- 纳入是在你自己的音乐中使用来访者的动机或主题。

模拟情景 1

在对应数字后写下每种技术的名称。

本次即兴体验以布莱恩的木鱼为开端，他的节奏不稳定，没有任何具体的模式或是循环性。查尔斯开始以相似的方式摇响沙锤，只是尝试而不去建构任何特定的模式或是结构［1］。安德烈以框鼓进入即兴，敲出貌似节奏模式的内容。辛迪接着开始敲击牛铃，敲出和安德烈一样的节奏模式［2］。布莱恩变换演奏以配合安德烈和辛迪，演奏出一个模式来补全他俩的演奏［3］。布莱恩又开始演奏四拍的乐句，乐句间以四拍的休止相隔。在布莱恩停的时候，查尔斯会重复布莱恩刚刚演奏的内容［4］。布莱恩最终建立了一种四拍重复的节奏模式，安德烈运用其中的一些零碎细节和他一起演奏［5］。辛迪

停下她稳定的节奏模式开始尝试布莱恩最初演奏的那些相当不稳定的内容
[6]。到最后，每个人都放弃了他们的节奏模式并加入辛迪，继而演奏节奏华
彩集合，并最终以他们开始的方式结束了本次体验[7]。

1. _____
2. _____
3. _____
4. _____
5. _____
6. _____
7. _____

结构技术

接下来的技术是为了在音乐内与音乐间的表达以及在来访者与治疗师的
互动中，提供结构和有机的组织而设计的。这些技术通常将演奏者指向各种
各样的角色关系。当你在搭档和小组中即兴时，留意这种动力并关注种种技
术是如何塑造角色以及即兴者之间的关系的。

在附录 E 中找到结构技术的音频范例。

根基

定义：帮助组织来访者的音乐。

描述

根基是协助组织和支持来访者的音乐。但是，这不仅仅是为他们提供一
个节奏或调性中心让他们"去演奏"。它包括聆听来访者的音乐、评估主要特
征及音乐意向（节奏的和 / 或和声的），然后通过一些技术——如建立节奏律

动、强调主要节拍、简化模式、构建基本拍、构建调性中心等——为这些特征提供支持。由于即兴演奏的动力性本质，很重要的一点是对改变主要的音乐特征保持灵活性和开放性，如果这种改变能够为你的来访者（或小组）的音乐意向提供支持的话。根基并不是将某人的脚锚定在某一点上，而是通过构建结构的方式贯穿其旅程始终地为其提供支持，让这个人在这种结构中继续前行。

音乐之外

在我们探索和成长的进程中，当我们奋勇向前时常常会经历承担风险和冒险进入未知领域的时刻。有时，我们会觉得自己的方向飘忽、目标渺茫，就好像面前没有路，甚至脚下踏空！这时，如果有人能为我们提供"立足之地"将会带来莫大的帮助。根基，从这个意义上而言，为探索者提供了一个可以起程的平台，以及一座通向下一个未知领域的桥梁。

✧ **练习 79：节奏根基**

"来访者"开始一段固定音型，"治疗师"通过与之匹配或强调第一拍为该节奏提供根基，来增强音乐所蕴含的律动和组织特征。（MU6）

✧ **练习 80：节拍根基**

"来访者"以无节拍开始演奏，"治疗师"聆听然后尝试各种根基模式直到鲜明的节拍脱颖而出。以相似的节奏素材为基础尝试形成各种节拍。有多少种方式可以将一种素材演绎和应用到一个正式的节拍中？

✧ **练习 81：调性根基**

"来访者"开始一段旋律固定音型，"治疗师"探索各种音高构成根基，从中寻找能创造出最和谐效果的。调性根基可以包括节奏根基。（MU7）

◇ **练习 82：和声根基**

"来访者"开始演奏一段旋律固定音型或旋律。"治疗师"探索和声根基，如稳定在能够创造最和谐效果的方式上，如静态和弦、移动低音之上的和弦、和弦转换或和声进行。

注意：在即兴演奏的框架下可以有很多种方式为来访者的音乐提供根基。一种方式就是为来访者提供一个稳定的节拍，鼓励他们加入或演奏即兴。另一种是聆听来访者的音乐，然后通过演奏来为其提供根基。它们的目的都是一致的——为创造性表达提供平台。当练习后者时，在你开始演奏之前要花些时间聆听来访者或小组的音乐，留意那些预示着建立潜在律动（拍子）的音乐特征，然后关注任何可能暗示节拍的重复的音乐特点、循环或重音。对节拍的可能性保持开放的态度，要知道节拍不仅仅是指 4/4 拍。如果你找不到节拍的感觉，那就演奏一种律动。适用于调性与和声根基技术中的通用原则是：如果你初次尝试的根基并没有起到根基的效果或者来访者的音乐改变了，可尝试改编自己的演奏以适应来访者的，而不是保持自己的模式以期来访者呼应你的演奏。

塑形

定义：帮助来访者演绎阐明和清晰地表达自己的音乐律动和乐思。

描述

塑形产生于将来访者演奏中独特的音乐特征提取出来的过程。它包括聆听来访者演奏的素材并可在需要的地方提供音乐强化和结构。塑形是用来帮助来访者澄清自己的想法并将之以音乐的形式表达出来。当来访者缺乏奏其所想的技能或当来访者有意结构化和格式化自己的音乐又不得要领时，这种技术是十分有帮助的。因此，塑形本身就可以为意向提供支持，也可以与其他技术结合使用，如同步、标记、模仿和匹配，以及一些我们还未涉及的技术。

音乐之外

有时，人们有想法或观念并不能遂其所愿地表达清楚。我们可以通过聆听、观看和运用自己的直觉支持并整理人们内心的波澜等方式，帮助他们为想法和观点塑形。我们可以为之贡献我们的技术和能力，帮助他们创造其想要达到的效果。

◇ **练习 83：塑形**

"来访者"先开始音乐探索，"治疗师"聆听来访者的音乐，辨识其中的音乐意向和显著特点，帮助其明晰、发展和表达自己的音乐。治疗师可以合并相关的技术来帮来访者的音乐塑形。

陪伴

定义： 以演奏支持来访者的音乐表达。

描述

陪伴与根基十分相似，它在赋予来访者中心角色的同时为其提供音乐结构。你或许会认为它是"背景"。威格拉姆（Wigram，2004，p.106）认为，"陪伴是在即兴式音乐治疗中最有用和最重要的支持性技术之一"，指出治疗师的音乐"戏剧性的奠定"在来访者的音乐之下。陪伴用在根基起作用后，例如，当来访者准备更自主地表达自己、承担领导者角色或独奏角色后。在这种情况下，陪伴与诱发技术相关联。治疗师转移到背景中，通常是用简单、重复的元素在较低音量上进行简单演奏。因为陪伴包含结构化（根基）和角色关系（为来访者提供更多自主权），所以它与根基和减弱（稍后我们会谈到这种技术）都有关。

音乐之外

你认识的一个人被邀请参加一个重要的场合，他想让你陪他一起去。你的角色是贡献你的时间和协助。或许他们仅仅是需要精神上的支持或想要知道你就在他们身边，而这会给他们足够的勇气去做他们可能没有信心做的事情。陪伴他人穿越陌生领域是在他们继续前行时帮助其获得安全感的方式之一。

◇ **练习 84：陪伴**

"来访者"开始音乐探索，"治疗师"为音乐提供根基，然后运用陪伴帮助"来访者"进一步探索。如果需要，"治疗师"会重新回到根基技术上以提供结构和支持。随着音乐的改变和发展，"治疗师"陪伴"来访者"的方式也相应地发生了改变。

重构

定义：以改变音乐背景或音乐环境的方式改变来访者音乐演奏的定位。

描述

重构可以被看作一个演奏者（或元素）的转变，这个演奏者的音乐保持不变，其他演奏者的音乐发生改变。节奏重构是转变某人在稳定节奏下的节奏模式，为音乐提供一个新的方向，比如通过改变伴奏中的一个八分音符将强拍转换为弱拍。动力重构可能包括降低某人的音量，这样来访者就从最弱音变为最强音（假设他们的音量保持不变）。和声重构则可能采取同音下转换和声的方式，使这个音符与音阶的关系发生改变。例如，C 根据其下面音的构成，可以作为和弦的根音、三音、五音或七音。重构是一种帮助来访者体验不同关系的方式，这种方式不需要他们"费劲"拥有高级音乐技能（如演奏切分节奏或移调）。这种技术"围绕"来访者工作的方式，让其伫立舞台之上，由你来更换舞台布景。这也是为你的来访者带来改变的方式，而不是要求他们改变眼下正在做的事情。

音乐之外

事实上，所有的事情都可以重新构建，以获得新的角色或意义。这种观点很像回收再利用，即以不同的方式使用同一件物品，赋予其额外的功能。你能够回想起多少将自身感知缺陷逆转为优势的成功案例？有时，我们可以通过改变其环境帮助个体提高他们的机能，帮助他们胜任一个新的角色，为他们展现更多的可能性。

✧ 练习 85：节奏重构

（1）"来访者"开始一个稳定节奏，"治疗师"为这个节奏提供一种节拍根基，然后变换到不同的节拍上（例如，从 4/4 拍到 3/4 拍）。（2）治疗师可能提前或推迟节拍短语（例如，通过增加或减去一个 8 分音符来移动强拍）来改变来访者的演奏定向，从强拍变成弱拍。

✧ 练习 86：和声重构

"来访者"开始以调性或旋律固定音型。"治疗师"为其提供一个调性根基，然后转调，以此来改变来访者音乐的关系和角色。例如，"来访者"使用 C、D、E 和 F 进行即兴演奏，"治疗师"运用多利亚调式提供 D 调根基。"治疗师"随后运用 Bb-F、C-G 和 F-C，即 F 大调的 IV-V-I 级和弦进行改变了和声根基。

结构技术回顾

- 节奏根基是围绕一个律动帮助来访者组织音乐。
- 节拍根基是围绕一个节拍（节奏循环）帮助来访者组织音乐。
- 调性根基是围绕一个调性中心帮助来访者组织音乐。
- 和声根基是围绕和声进行（循环）帮助来访者组织音乐。
- 塑形是帮助来访者组织并演奏出乐思和音乐陈述。
- 陪伴是一种支持来访者成为领导者或独奏者的根基形式。
- 重构可以提供新视角和新的音乐关系。

模拟情景 2

在对应数字后写下每种技术的名称。

雪莉在康佳鼓上尝试几种不同的节奏模式。在聆听了一阵后，马克开始用拨浪鼓演奏一个稳定的律动来支持她的节奏［1］。哈斯娜开始一边哼鸣旋律一边演奏卡林巴琴（拇指钢琴）。莎伦以相似的方式开始演唱［2］。雪莉改变了自己的节奏模式，转而去匹配哈斯娜和莎伦演唱的节拍［3］。马克一手继续保持拨浪鼓原有的律动，另一只手在低音木琴上敲出一个音为她们的演唱提供根音支持［4］。1 分钟后，莎伦开始在中音木琴上演奏两个和弦间的转换［5］。马克改变了自己在低音木琴上的演奏，去匹配莎伦的和弦转换。雪莉改变了康佳鼓的演奏方式以突显哈斯娜的卡林巴琴演奏的特色，而哈斯娜在整个演奏过程中一直在变化，但是此时有了更多的循环［6］。马克在低音木琴上的演奏转了调，这让中音木琴和卡林巴琴的演奏听起来平添了更多张力［7］。

1. _____
2. _____
3. _____
4. _____
5. _____
6. _____
7. _____

启发技术

接下来的技术是为引发音乐演奏而设计的。它们用于当某些个体感到胆怯、需要宽慰或能感受到舒心和安全的指引等时候。当面对即将到来的乐器演奏时，那些缺乏音乐技能的人们通常会感到局促不安，并因此无法直接进入音乐。那些有感觉缺陷或社会技能缺陷的人同样需要一点点额外的指引和有趣的邀请以参与到音乐中。

在附录 E 中找到启发技术的音频范例。

重复

定义：用连续反复或加入短间奏的方式呈现相同的节奏或旋律动机（Bruscia，1987）。

描述

音乐动机或乐句的重复。在乐句的重复被辨识之前，重复的次数在很大程度上依赖环境、人群和小组的规模等变量。重复相同的素材能够发展出可预期感和正常感，这为那些可能需要跳进"音乐泳池"的人们提供了安全保障。重复还可以采用旋律模仿的形式、补完或应答（也是启发技术）乐句的形式。当参与者探索新挑战时，一条重复的乐句还可以引出新的音乐素材。

音乐之外

重复会制造一种熟悉感和安全感。所有关系，从个人关系到商业关系都建立在重复的基础之上。正是人们一次又一次地出现在我们的生活中，我们才开始逐渐信任并信赖他们。重复模式也有助于"组块"（多重任务集合于一个较大的单元）处理，潜在地为其他任务的处理腾出了更多的智力资源和精力。

◇ 练习 87：重复

"治疗师"以演奏音乐陈述开始即兴。他持续重复乐思数次，或是连续演奏抑或每次重复之间稍稍停顿，以此邀请来访者对其镜像、匹配或模仿。当来访者加入即兴后，且治疗师觉得有必要时，可以改变其音乐内容来补充来

访者的音乐或与之形成对比。（MU8）

激发

定义：一种可以鼓励来访者表现、扩展乐思或音乐对话的演奏方式。

描述

激发你搭档的音乐表达通常包括使用一些音乐提示。威格拉姆（Wigram，2004）谈到过几个，包括：（1）可以暗示开始（序曲）或结束（终止）的和声提示；（2）节奏提示暗示着在接下来的空间填入怎样的节奏，如流行的"刮脸和理发"；（3）暗指一个乐句如何终止的旋律提示；（4）动力提示，如使用重音、加强或减弱以及使用速度和音色上的改变。

音乐之外

在某些时刻，我们需要别人推一把。雏鸟需要大鸟将它们推出鸟巢才能学会飞行。小狗用爪子拍打我们来提示我们给它们挠挠头。销售人员通过问我们一些问题来帮助我们说服自己买东西。有时，人们对于开始一件事情不得其道，所以我们可以帮助他们开始并期待他们加入和接手，这正是他们所需要的！当你真的不想做些什么的时候，激励可能是很惹人讨厌的，但是如果有人能够在你想要去的方向上推你一把，那就太好了，甚至是在解救你。

◇ **练习88：激发**

"治疗师"用以上提到的方式来诱发"来访者"演奏。尝试尽可能多的音乐元素，变换不同的乐器、节拍、速度、动力和和声。（MU10.5）

示范

定义：为来访者演示其所期待的音乐表达或回应。

描述

示范是一种预示和鼓励行为的启发技术。它可能表现为演奏和重复某个具体的乐句、以某种特定的方式使用乐器或运用休止。这是一种向来访者呈现不同的技术和音乐选项的常用方式。示范常结合重复一起使用。

音乐之外

我们时常需要模范。当我们不知道该如何做某事，抑或某事呼之欲出时，我们总需要有人为我们指条道。当某人困顿或需要个主意时，我们可以做个榜样来帮助他们。人们有时说"他是个模范市民"。想让世界变得更好？做个好模范。圣雄甘地曾说过，"你想要这世界怎么改变，你就自己先变成那个样子。"这就是在讲示范。

✧ 练习89：示范

在即兴演奏中，"治疗师"做出榜样使"来访者"跟随，例如：如何使用某件乐器（比如，如何拿住以及演奏鼓）；演奏某具体的旋律或固定音型；以及当不演奏的时候可怎么做（比如，聆听以及注视其他演奏者）。（MU9）

创造空间

定义：通过创造空间为来访者即兴的插入创造机会。

描述

如果想邀请某人来"斟满音乐的酒杯"，有时我们得先清空杯子。在音乐中创造空间常被认为是对投身进来的邀请。创造空间的一些常用方式是降低你的音量、简化你的演奏以及暂停。

音乐之外

这是一种真正无私的行为，为他人留出显露头角的余地。当我们为别人提供了让他们承担更多责任的机会，他们常常会以超出你和他们自己的想象的方式随机应变和成长。更奇妙的是，人们往往只需要一点点允许、信任和机会就可以做到。设想一下，如果有人为你创造了一个"露两手"的机会，你会是什么感觉？我们可以通过这些方式帮助人们探索发现他们的潜能、获得自信并驾驭自己的人生。

✧ 练习 90：创造空间

在音乐即兴中，治疗师通过简化其演奏、降低其演奏的音量或暂停演奏来邀请来访者更多地参与。创造空间常常伴随着目光接触和对肢体语言的应用，为他人即兴地插入提供了机会。（MU10）

插话

定义：在留出的空间里进行演奏。

描述

当某人停止、简化演奏或降低他们演奏的音量时，另一演奏者能够加入进来以保持音乐继续向前。插话有点像创造空间的反义词，是一种分享音乐空间的方式，同时又邀请你的搭档予以回应。一个常见的例子就是在爵士乐队中某乐手的独奏段落。

音乐之外

当你找到这个空档时，你加入进来并投身于对话中。你可能正在等待、支持或为其他人的演奏留出余地，但是现在是你的演奏的机会了。我们的插话既可以与交谈直接相关，也可以拓展讨论的范围以接近其他话题的方式来偏离交谈的主题。

✧ 练习 91：插话

在即兴演奏中，"来访者"弹得越来越简单或者干脆停下来。"治疗师"插话，在来访者留出的空间中演奏。

启发技术回顾

- 重复音乐素材可以有效地促进熟悉感和舒适感。
- 创造音乐"提示"以推动某人的演奏。
- 示范一种技术或乐思为某人提供必要的引导。
- 插话促进趣味性并为他人提供了模范。

模拟情景 3

在对应的数字后写下每种技术的名称。

戴尔在木梆子上演奏出"刮脸和理发"的节奏［1］。克里斯马上用响板连击"两下"予以回应［2］。这两人继续演奏这两条节奏，并因此建立了一个稳定的节奏流［3］。吉尔开始在牛铃上演奏一条特定的节奏并示意皮特在铃鼓上演奏相同的内容，皮特如是行［4］。吉尔和皮特的节奏在结尾处有两拍的空拍。过了一会儿，戴尔和克里斯停下刚才的演奏，用短而爆破的节奏填补了空拍［5］，最后交换了角色。在某刻，吉尔将她的牛铃举过头顶并发出"喔吼！"的声音。她做了数次，直到所有人跟着她一起做［6］。即兴演奏最终结束在一个超级"喔吼！"中。

1. _____

2. _____

3. _____

4. _____

5. _____

6. _____

对话技术

对话是一个通用术语，用来描述基于交流沟通的音乐演奏，其间，两个或两个以上的个体通过音乐表达和接受观点、想法以及感受。对话技术可能包括交替演奏，即一个人停止则另一个人开始；还包括连续演奏，即在演奏的进行中对不同角色的侧重会发生改变（Wigram，2004）。下面的技术是通过音乐来诱发、回应、完善、延续和促进沟通。

> "两种人格的交会就好像两种化学物质的接触：如果发生任何反应，两者都会发生转变。"
>
> ——卡尔·荣格（Carl Jung）

在附录 E 中找到对话技术的音频范例。

应答

定义：对音乐疑问或陈述进行回应。

描述

在听到一个音乐陈述之后，演奏者（"治疗师"或"来访者"）演奏自己的音乐陈述予以回应。应答陈述常会尝试平衡最初的陈述，这种陈述可能是以音乐"疑问"的形式呈现的。应答与共情技术相关，都需要聆听对方并以一种能呈现联结的方式对其音乐做出回应。应答又与启发技术的功能相似，因为它为调整音乐表达提供了机会。

音乐之外

应答不仅仅是简单的回应。它意味着直接针对问题或讨论主题的思想和想法的交流沟通。当我们能有效地回答某人时，我们是用竭尽全力"切题"的方式尊敬着对方。当某人答非所问、晦暗不明或言之无物的时候，往往令人沮丧。还有些答案似乎是提前准备好的，你一停下来，回答就接上茬了。"你到底有没有在听我说？"一个真正的答案必然是在深思熟虑之后出现的，来自给予问题尊重的真实渴望。

◇ **练习 92：应答**

"来访者"先开始，简单地演奏并为"治疗师"留出应答的空间。"治疗师"以平衡回应来应答，这个回应可能包括引用的素材或与之形成对比的内容，任何自感恰当的回应皆可。（MU10.5）

补充

定义：在来访者的表述上加些内容以提供一种音乐完整感。

描述

这项技术是对来访者的乐思的延续和解决。补充可能设计增加一些素材使乐句结束在音阶的主音或根音上，或提供一个节奏终止。补充也可以用作共情和启发技术，为分享音乐空间以及合作创作完整乐句提供了机会。对演奏过程提出"刚才在沟通什么？"的疑问是进行深入讨论的绝佳出发点。

音乐之外

你或许曾见识过，一对老夫妇或两位旧友会帮对方把话说完。当我们觉得自己真正与对方联结，我们的想法有时会不谋而合，两人的表达也会非常契合。补充作为练习还可以帮助两个人更好地了解对方。甚至在这两个人有意见分歧时，补充也是帮助他们了解对方是如何感知彼此的一种方式。当有人能够以补充结束你的表达陈述时，可能会给你留下深刻的印象——他们是真的理解你，这或许会帮助你完整地表述那些难以表达的东西。

✧ **练习 93：补充**

轮流开始和补充音乐乐句。初始乐句要刻意留出未完成的空缺（没有节奏性或和声性解决的乐句）。运用有感染力的肢体语言和手势示意搭档"接替"音乐演奏的转折点，补充完成乐句。（MU10.5）

扩展

定义：延续另一人的乐思。

描述

当来访者的音乐结束后，你重拾其音乐主题和整体特质继续演奏。扩展与补充有些不太一样，补充提供了新的素材或信息，而扩展则延续了相同的乐思。它为增加音乐片段的长度提供了素材，或在乐句间起到结合的作用。

音乐之外

有时，我们仅仅是没有准备好结束，像结束第一次约会的少年，一直站在前廊尝试晚安道别——他似乎一直在想办法让这一刻保持鲜活。当我们经历一些特别有价值的事情时，我们总是想方设法地保持它，让它更长久，去留住它。有时，我们可能会感到自己所做的事情没有什么价值，但是当某人靠近我们并使其保持活力时，我们能够以新的视角去看待它。观念和言辞往往比其创始人更长久，因为它们历经了众人的口传心授。

✧ **练习 94：扩展**

"来访者"开始演奏一个乐句，"治疗师"在来访者停下来之后模仿并延续这个乐句，进一步扩展乐思。探索使用不同的方式扩展乐思，可以聚焦于节奏、动力或旋律。扩展也包括对主题的变奏。（MU10.5）

配对

定义：将某一音乐表达与另一个关联起来，始终以相呼应的方式演奏。

描述

每次你的搭档演奏一个特定动机，你以自己的特定动机与其回应。每次他们演奏他们的动机时，你都演奏你自己的，否则不然。通过不断地重复来建立的这种模式，形成了两个动机的"配对"。这有点像与婴儿玩躲猫猫的游戏——当他们把捂在脸上的手拿开时，你说"躲猫猫"（或许再加上一些挠痒痒）。配对可以创造联结感、一致性、信任和支持。布鲁西亚（Bruscia，1987）将配对定义为"治疗师将即兴音乐动机与来访者的行为回应联系在一起"并将之列在"参考技巧"里。因为来访者的回应包含了那些纯音乐的回应，同时由于单通道音乐配对"前后呼应"的特质，我选择将配对列于对话技术中。这项技术传达了跟随来访者以及与来访者建立默契和互动关系的意愿。

音乐之外

你常可以辨别出那些是多年老友的人们。他们的笑点别人根本不懂！我们常说的"圈内笑话"就是配对的一种形式，当某件事情（比如西红柿）和另一件事（比如一件趣事）有了联系时，只要有人说"西红柿"，其他人就会笑成一团。一旦人们形成了紧密的关系，他们就会创造许多类似的联系，这是他们的特殊关系的一种象征。

如此一来，这些配对就演化成这种关系的气质，使其拥有了唯一和独特的特质。我们不断地将两件事情联系起来直到它们永久地关联在一起，以此来创造配对。

◇ **练习 95：配对**

在即兴演奏中，"治疗师"对"来访者"的音乐陈述予以回应。下一次，

由来访者演奏该陈述时，治疗师演奏与第一次回应完全相同的内容。持续这么做直到陈述与回应配对成功。（MU15）

对话技术回顾

- 应答对方表明你在聆听并促进了音乐沟通。
- 补充某人的乐句体现了合作与互通互联。
- 扩展某人的音乐表达有助于证实该乐思的价值，也体现了团队合作。
- 配对有助于建立关联并促进互通互联感。

模拟情景 4

在对应的数字后写下每种技术的名称。

卡拉在高音钢片琴上演奏了一条短旋律，结束在开放音上。迪恩在钟琴上用自己的旋律予以回应，听起来有种亲密感［1］。两人重复交替进行，麦克和斯考特分别用邦戈鼓和沙锤为他们伴奏。麦克演奏了一个简短的节奏模式，斯考特为之增加了点内容［2］。某一刻，当斯考特演奏了某一特定节奏模式后，麦克继续演奏了一会儿这个模式，即便麦克已经停下来了［3］。卡拉演奏了一个下行音阶，当她演奏到最后一个音的时候，斯考特用沙锤演奏出非常快的滚奏。一次又一次，每当卡拉演奏下行音阶快到最后一个音时，斯考特就会演奏滚奏［4］。有时，迪恩会在钟琴上演奏一个上行音阶，卡拉会从他结束的那个音接续演奏［5］。

1._____

2._____

3._____

4._____

5._____

重定向技术

重定向是用于改变某一行动、情绪或形态的技术。它们是在保持原有音乐关系的情况下转换到一种新状态下的方式。它们通常用于如下情境中，当某人的行为或音乐好像出现"停滞"时，或无益于某次治疗的目标和治疗计划的达成时，或当治疗需要继续推进时（比如，在一次治疗内不同环节之间的迭进）。进行重定向需要评估（收集信息）并随后提供清晰的选项，这一切都基于对来访者的需要、能力和目标的预先了解和经验。

在附录 E 中找到重定向技术的音频范例。

引入改变

定义：引入新的主题素材并开启新的音乐章节。

描述

这项技术包括终止当前的主题或动机，并在现存的背景之上引入新的旋律和节奏素材（Bruscia，1987）。在即兴演奏中的某个时刻，你以一种不同于之前的方式改变你的音乐。有可能是节奏、动力、调性或音色的突然转变。音乐并没有因此停止，而是听起来像同一整体音乐片段的新章节。这项技术尤其适用于当焦点需要从音乐内体验转移到音乐间进程时；变换到新的章节时；引入一种新的元素时，如讨论音乐；或者在最终结束音乐创作之前先进入最后乐章时。

音乐之外

有时，我们需要做些不一样的事情：从床的另一侧起床，穿不一样的衣服，换一条回家的路，在我们喜欢的餐馆点一些没尝试过的菜肴。在我们的生活中引入改变会打破我们旧有的习惯，这些旧习惯可能会让我们无法见识到周遭世界的丰富性或意识到自己的全部潜能。"促变因素"有很多，但是它们有个共同点——帮我们打破已经限制或者不再适合我们的惯例或信念。改变是获得自由并有意识地选择新道路的机会。当你在街上蹦蹦跳跳的时候，零钱*会在你的口袋里发出美妙的声音。

> "如果你想创造，你必须要改变。"
>
> ——美国爵士音乐家迈尔斯·戴维斯（Miles Davis）

✧ **练习 96：引入改变**

在音乐即兴中，当主题已经完全建立且演奏了好一会儿时，"治疗师"通过引入不同形式的节奏、旋律或和声关系来改变其演奏，这种改变清晰地呈现了新章节的开始。尽管音乐并没有彻底停止或大幅度改变，但是改变还是很明显的。改变与改变之间要留有足够的时间来体会音乐。（MU12）

转换

定义：在音乐创造中改变音乐结构的基础部分，进入一种不同的"心境"或感觉中，但是同时保持基本"主题"不变。

描述

转换是节奏或调性根基的改变（Bruscia, 1987）。有两种主要类型的转换：节奏的和调性的。

节奏转换通过改变重音、乐节或乐句来建立新的节拍或速度，如从 4/4 拍到 6/8 拍，或者从 120 拍 / 分到 80 拍 / 分。根据定义，逐渐加速或减速不同于转调，分别用"强化"和"安定"来描述更为贴切。节奏转调可以通过改变重音而不用改变 8 分音符时值的方式将两拍子变成三拍子节奏。

---

* 原文 Changes 既有"零钱"的含义，也有"改变"的含义。——译者注

在我学习音乐治疗的第一年，我有幸见识在加州大学北岭分校音乐治疗健康诊所工作的注册音乐治疗师（RMT）Julie Berghofer（受过鲁道夫－罗宾逊音乐治疗方法训练）的治疗过程。在某次治疗的"欢迎歌"中，来访者开始随着音乐敲鼓。当来访者开始加速，而并不是以逐渐加快的节奏来演奏歌曲时，Julie 仅仅是改变了节拍就使音乐的乐句保持在一种舒适自由的流动中。她改变了数次，从 4/4 拍到 3/4 拍再到 6/8 拍，这期间并没有要求来访者改变，而且他体验到的音乐是一个完整的整体，治疗师做到了无缝衔接。这简直是太棒了！

转换和重构（之前在结构技术中探讨过）都有创造改变的功效，但是前者用于在保持凝聚力的同时为音乐提供一个全新的方向。来访者重新定向后演奏音乐，其音乐既相似又不同。重构更倾向于是"围绕"来访者演奏的突发的改变，以重新调整来访者的音乐与治疗师的音乐之间的关系。在这种情况下，来访者可能会继续演奏而不是改变其音乐。

音乐之外

改变可能是突然和显而易见的，但也可能是渐进和整合的。有时，"篡改"习惯比摈弃习惯容易得多。从某种做事的方式慢慢转换到另一种方式，为适应和调整提供了时间。改变可能在不同时间发生在同一系统的不同方面。当你骑着自行车爬坡时，你会发现保持速度不变会越来越难。必须得做些改变，但是你又不想停下来走路，所以你调低了一档，这为你持续前行提供了所需的扭矩。有时，为了到达我们想要去的地方，我们并不需要更换自行车，只需稍稍改变你使用的方式。

✧ **练习 97：节奏转换**

"来访者"开始演奏一个 4/4 拍的固定音型。"治疗师"通过在原有节奏模式基础上覆盖新的重音组合的方式进行演奏，这便给原有的音乐感觉变换了另一种节拍或速度。例如，"治疗师"可以重新组合 8 分音符使其听起来像三连音，将两拍子（4/4 拍）变成三拍子（6/8 拍）节奏。"来访者"一旦感

知到新的节拍就会跟上来。在这个例子中，律动（节奏律动）会感觉变慢了。（MU7.5）

调性转换通过改变旋律或和声关系而将音乐导向新的调性，如从 A 大调到 A 小调，或从 C 大调到 F 大调。

✧ 练习 98：调性转换

"来访者"开始一段旋律固定音型，留一些空拍。"治疗师"回应，然后插入一些不同的音引发和声的改变，例如，从大调转向小调。（MU7.5）

打断

定义：用来动摇、重定向或打破固着行为的音乐演奏。

描述

这可以看作根基或支持的反义词。如果某小组成员的音乐固着停滞在某个节奏或音乐行为上，你可以用（通常是在节奏或和声特质上能够完全区别的）其他行为来打断他的音乐。与转调持续进行的过程性不同，打断是突然地引发了即刻的改变。

音乐之外

你知道有些人会一而再再而三地重复相同的有害行为吗？他们是否需要一个"叫醒电话"？我们有时会陷入行为功能紊乱的循环中。成瘾的常见领域包括食物、药物、控制行为、愤怒、性和赌博。当柔和的技术不起作用时，就是时候打断了。打断是在某人猝不及防的情况下攫住他们的重复。理想的情况是在他们更多地伤害自己之前就打断。这种例子屡见不鲜，人们的生活因为某些外在因素而被打断。不管这是什么，他们回忆这些干扰因素时都会认为这是他们积极转变的关键时刻。诚然，不管是音乐还是其他作为"打断者"的因素，都为人们的健康幸福提供了观照并承担了重任。

✧ 练习 99：打断

演奏者们一起探索、塑造音乐。一旦律动、节拍和主题建立起来，"治疗师"用与其格格不入的方式打断音乐，将音乐重新定向在新的道路上。这常常通过突然改变速度和 / 或节拍、增加动力以及引入新的和声关系来实现。（MU12）

强化

定义：促进精力水平的普遍提高。

描述

强化音乐的简单方式包括增加你演奏的速度和 / 或音量，并鼓励其他人跟上你。音色、织体、和声张力和节奏复杂度的改变都可以用来强化音乐。在大部分音乐元素中，从"单一"向"多元"的转变和 / 或从简单向复杂的转变都会带来强化的效果。改变音乐元素所带来的更强大的能量感能够吸引小组的关注并为小组的转变做好准备。

音乐之外

铄石流金！当你为某事施加能量时总会推动它的发展。强化同时也是精准聚焦你的注意力的过程，忽略那些不相干的事情并凝神于目标之上。有时，我们需要强化某件事情来帮助我们认清这并不是我们所追寻的。无论如何，我们都为积极转变提供了一条通途。

✧ 练习 100：强化

在即兴演奏中，"治疗师"改变音乐的某一部分（在音量、速度或增加节奏复杂性之间进行选择）使其变得更强烈。探索运用其他元素来强化音乐，如音色、织体或和声。留意这些改变所带来的效果，包括某元素的单独改变以及和其他音乐元素结合变化。例如，由增加速度所带来的感受与增加和声或节奏复杂性所带来的感受有什么不同？音色的改变与音量的改变有什么不

同呢？一种元素的改变是如何影响其他元素的？例如，音量对速度或音色对织体的影响。（MU13）

安定

定义：促进精力水平的普遍降低。

描述

安定通常是降低你演奏的速度和 / 或音量，并鼓励他人跟随。那些简化音色、织体、和声复杂度和切分节奏的改变同样可以起到安定音乐的作用。改变音乐元素所带来的精力水平的降低有助于降低张力、小组聚焦并为小组的转变做好准备。

音乐之外

平静安定的行为试图帮助人们放松、聚焦和复原情感秩序。当某人过度亢奋、焦虑甚至躁狂时，我们可以通过安定自己并鼓励他们跟随的方式来降低他们的焦虑并促进平和的感觉。安定是强化的反义词，对于那些精力水平超乎有效范围的来访者是非常有用的工具。安定有助于我们聚焦、重新树立自己的视角并为新的可能性敞开内心。

◇ **练习 101：安定**

在音乐即兴演奏中，"治疗师"简化并降低了音乐元素。例如，他或许会放慢速度、降低音量以及简化和声复杂性。探索这些改变带来的效果，包括某元素的单独改变以及和其他音乐元素结合变化。有时，安定技术可能造成音乐能量和组织的大量流失，使音乐趋于终结。如果发生或将要发生这种情况，应留意并在需要的时候做出改变以保持音乐的活力。与强化练习类似，体验不同音乐元素的组合并关注其间的差异。关注一个元素的改变是如何影响和 / 或促进其他元素改变的。（MU13.5）

对比

定义：演奏"相反"和截然不同的音乐元素。

描述

改变你的动力、节奏、音色或调性都是制造对比的方式。例如，响亮对比柔和、快速对比慢速，以及复杂对比简单。对比传达了探索其他可能性的信息，并给人一种改变或复苏的感觉。任何音乐元素的组合都可以用来对比已有的音乐元素。布鲁西亚（Bruscia，1987）将对比列入"情感探索技术"中，其功能是帮助来访者拓展他的情感表达范围、表达自主性以及探索来访者情感中可能存在的矛盾。对比段落也可以引发对曲式的探索和理解。

音乐之外

正是我们彼此之间的差异性为我们塑造了一个丰富多彩且强大的社会。事实上，正因为我们不是混杂在一起的，有对比才让我们能更好地"看到"彼此。如果"千篇一律"或"众口一辞"，我们会有失去自我的风险并可能错失差异所带来的丰富多彩。为了让每一个人对社会都有所贡献，人需要被准许、有时甚至被鼓励与其他人不一样。正是差异性让人们面对同样的问题寻找出了不同的解决方案。采取"相反的方法"可以帮助我们拓展知觉疆域，同时打开探索的新领域。有时，这也被称为"叫板"，当解决问题或检验某种理论时，这是不错的工具。

"他们弹快的时候，你弹慢。他们弹慢的时候你弹快。"

——美国爵士音乐家迈尔斯·戴维斯（Miles Davis）

✧ 练习102：对比

在音乐演奏时，"治疗师"改变其音乐与"来访者"的音乐形成对比。在动力、音色、音高和节奏上探索形成对比的各种方式。

重定向技术回顾

- 引入改变是不用停下来就可以开始一段新的音乐章节的方法。
- 转换是在保留主要特征的同时更换基础部分。
- 打断是方向上的即刻改变。
- 强化为音乐增加了能量，常常是通过增加速度和动力来实现的。
- 安定是通过降低速度和动力来减少能量。
- 对比是为已有的元素提供代替方案。

模拟情景 5

在对应数字后写下每种技术的名称。

丹尼斯、嘉斯铭、诺亚和菲斯在一起进行演奏，嘉斯铭开始慢慢地加速 [1]。其他人都跟着她直到速度实在太快了，菲斯停止演奏大提琴，开始发声 [2]。其他人也放下各自的乐器开始一起歌唱。演唱渐入佳境，大家发现他们用的是 3/4 拍。某一刻，诺亚将自己的节奏调整到 6/8 拍上 [3]，其他人也变到 6/8 拍，同时保持着原来大部分的音乐特征。一会儿，嘉斯铭又回到她的大提琴上，音乐做了大幅度的改变 [4]。菲斯开始降低她的音量并且慢下来 [5]。其他人也跟随着。当音乐越来越柔和的时候，丹尼斯抓起一个阿哥哥铃（agogo bell）开始演奏得非常快、非常响 [6]。诺亚敲着低音鼓进入，除了演奏他自己的稳定节奏再无其他 [7]。其他人都停了一下，然后用各种乐器加入诺亚的演奏。

1. _____

2. _____

3. _____

4. _____

5. _____

6. _____

7. _____

亲密技术

这些技术被用来促进小组成员之间的亲密感以推进合作关系（Bruscia，1987）。它们可以在治疗进程中的任何阶段使用，从第一次见面到建立关系，再到治疗的最后阶段——以庆祝并识别这种特殊的关系。

在附录 E 中可找到亲密技术的音频范例。

分享

定义：与搭档或小组成员分享乐器。

描述

两个或两个以上的人同时在同一件乐器上演奏，或一人为另一人拿着乐器。几乎所有的乐器都能在不同程度上分享；但是有一些能够分享得更多，比如，钢琴、大手鼓、落地桶鼓、节奏镲或吊镲、非洲裂缝鼓、木琴、金属木琴、低音音块（奥尔夫）和膝上竖琴。分享可以采取并肩而坐，也可以面对面，适合彼此即可。与同伴或在小组内分享乐器可以促进亲密感、拓展和探索个人边界和建立礼尚往来的关系（Bruscia，1987）。

音乐之外

我们常说分享即关爱，当我们邀请某人进入我们的"私人领地"时，就是在向对方明确传达我们的信任和接纳。对很多人来说，分享意味着拥有更少，但是当有了一手经验后，这种观念往往会被摒弃。经验证明，分享事实上起到了反作用——获得更多。事实证明，人们通常不像他们所想的那样需要许多东西，分享行为本身为体验带来的比所分享的东西更重要、更有意义。

◇ **练习 103：分享**

探索与搭档或小组分享乐器的方式。轮流、分享不同的范围以及演奏某一固定音型的不同部分。演奏者们可能在同一乐器上扮演不同的角色。比如，一个人可能在吉他或尤克里里的琴颈上按一个和弦，另一个人扫弦，或者一人在钹上演奏一个缓慢的渐强，另一人使用弱音演奏。

结盟

定义：根据两个或多个演奏者之间的关系而发展出一个简短的音乐片段或歌曲，以此作为主题来象征他们的关系（Bruscia，1987）。

描述

演奏者们通过协同合作尝试、重复和作曲来发展主题和音乐，这些主题和音乐反映了他们之间的人际关系。这个过程需要花些时间，所以很难在单次治疗内完成；但是当你和你的搭档一起演奏时，你可能会发现你们发展出的某一特定主题在慢慢浮现。结盟正是激发这些主题的途径，是庆祝你们之间关系的方式。

音乐之外

结成团体常常会以某种仪式作为特殊关系形成的标志。这或许是郑重的握手、跳一支短舞、唱一首歌或吟诵，但目的是为了庆祝这个对其成员来说既独特又重要的团体。结盟通常是围绕着分享价值观、感受、兴趣和经历进行的，这也是为什么那些一起紧密工作了一段时间的人们常会感受到彼此之间强烈的结合感。团体成员们为一个共同的结果努力的过程可以培养这种同盟关系。通过头脑风暴、疏通意见分歧、形成目标方向、解决问题以及完成任务，成员们可以体验堪比亲情的亲密感。

◇ **练习 104：结盟**

当你与同伴一起练习时，关注在过去的几次治疗中是否发展出了一些主题。用其中一个主题创作一个简短的音乐片段或歌曲，每次你们在一起的时候就演奏它。它可能从某句歌词或音乐表达开始，然后从这里启程；也可能是以某种乐器或演奏乐器的方式为主要特点。无论如何，它呈现出了你与你的同伴、来访者或学生之间特殊的关系。作为治疗师，你的角色是帮助识别、定义结盟以及以结盟为目的地运用主题。（MU15）

独白

定义：即兴一首歌曲好像在跟自己讲述自己的搭档或某个小组成员的事情（Bruscia，1987）。

描述

演奏者即席发挥地唱出他此时此刻的观察、想法和感受。他唱出此时此刻正在发生的事情，如"格雷格正在演奏康佳鼓，是的，他正在用手演奏它。"这项技术可用来唤起你演奏同伴的意识。独白是以即兴颂唱或歌曲（关于这个人、他自己、情境和此刻正在发生什么）的形式为他人提供反馈的方式。演唱布鲁斯可以用作独白的框架。

音乐之外

为对方提供反馈是我们帮助彼此的最重要的方式之一。为什么？因为我们很难用别人的眼睛看自己。我们通常无法看到自己背后的东西，这需要其他人为我们来描述，从而形成完整的画面并做出有意义的举动。为他人提供反馈的过程是非常微妙的，但是如果行之有效，将会带来相当积极的影响。同理，我们可以分享关于自己的信息。当某人表达内心时，聆听但不插嘴、不转变话题是很有帮助的。

◇ **练习 105：独白**

在即兴演奏中，"治疗师"为当下发生的事情创作一段颂唱或歌曲。它或许起始于某件具体的事情，如用音乐的方式表达人们正在做些什么或正在发生些什么。"来访者"可能会被邀请来唱出或说唱出他们此刻的体验或想法。
（MU16）

亲密技术回顾

- 分享是在演奏者之间形成物理联结的方式。
- 结盟在演奏者之间形成了独特的音乐联盟。
- 独白表达出演奏者之间的想法和感受。

模拟情景 6

在对应的数字后写下每种技术的名称。

萨拉、梅根、布里安娜和艾利克斯即将从音乐治疗项目中毕业，他们决定用一次音乐即兴活动来庆祝。萨拉开始在尤克里里上弹奏即兴旋律，梅根演奏着沙锤加入进来。布里安娜站在萨拉背后，当萨拉左手按和弦的时候她负责扫弦［1］。艾利克斯开始用歌唱表达他对每个人的欣赏以及他将会多么想念大家［2］。梅根也加入演唱，并把她的一只沙锤递给艾利克斯。当布里安娜和萨拉一起演奏尤克里里时，他们在对方肩膀和手臂上轻敲着沙锤［3］。最后他们为歌曲一起配上合唱，这让他们备感亲近［4］。

1. _____
2. _____
3. _____
4. _____

程序技术

这是在即兴演奏中从一种状态转换到另一种状态的技术。一个程序由一系列步骤组成，用以达到特定的目标。这些目标可以是增强小组成员的意识、提升音乐聚焦、提升小组成员间的自主意识、提供做领导的机会以及作为过渡。

指挥

定义：用姿势、表情和 / 或言语以及非言语信号指导音乐即兴。

描述

指挥常常运用到手臂、双手、身体和面部表情来激发、提示和控制其他演奏者的音乐表达。指挥姿势包括举起和落下手臂以象征动力的改变、摇晃双手暗示滚奏以及手臂快速向下运动提示重音或者停止。指挥技术为人们承担音乐领导角色铺平了道路，因为仅仅需要有乐感而避开了对乐器演奏技能的要求。指挥者——既可能是治疗师，也可能是来访者——在即兴中会给出音乐的提示（如配器、动力、速度、节奏、旋律 / 和声等）和人际元素的提示（如谁在什么时候演奏什么）。如果是来访者担当此角色，指挥还会成为发展领导关系、尝试冒险、建立自信和发展沟通技巧的途径。在通常情况下，它还能帮助参与者学习跟随指引以及促进小组凝聚力（Bruscia，1987）。

音乐之外

有时，要围绕某个中心思想或目的而组织汇聚许多人。当交流沟通的常规途径不足时，一种自上而下的方法可以将每一个人统一起来。虽然这只是暂时的最佳解决方案，但是提供指导和通用指令可以作为快速高效地运行组织的有效方式。我们有时会要求别人"为人处世"适度得体，但是这种要求对于富有创造性和即兴导向的练习来说通常是个难题而且毫无意义。指挥一个小组可以通过敢于冒险以及运用领导行为来提升自尊。

✧ 练习 106：指挥

演奏者轮流用姿势、身体语言和情感引导音乐即兴。"治疗师"可以先为"来访者"示范指挥提示，然后鼓励他们轮流引导小组。指挥包括增加和减小音量、加速和减速、开始和停止、重音、跟着节奏演奏以及有节奏地演奏。可以附以声音提示，并为视觉姿势提供支持。

指代性和非指代性指挥：

1. 指代性指挥：指挥者手脚并用地比划动作，如玩球或表演一个特殊的动作，演奏者用音乐来阐释其动作。
2. 非指代性指挥：指挥者用约定俗成的提示来引发音乐回应，这对于所有参与者来说都是一种审美的愉悦体验。

撤后

定义：减少在塑造音乐上的活跃度，为来访者提供更多责任感和自主权。

描述

撤后的常用形式是随时间降低音量，还有演奏的音越来越少、换成不那么突出的乐器、改变形式（从乐器到动作）或者削弱领导角色的分量。当你想让其他成员在塑造音乐中扮演更重要的角色时，可以使用这项技术。有时，你可以明显地让来访者感知你正将领导权移交给他们。如果你不这么做，他们会随着你一起减弱至无声。

音乐之外

随着我们的学习和成长，我们被赋予了越来越多的责任，比如当你第一次被允许到街上玩耍或在朋友家过夜时，当你被允许自己开车时，当你不再是新员工时。为人们提供承担更多责任的机会可帮助他们成长为更有责任感的人。过度保护、从不让其做自己的选择或体验自主感会带来相反的效果。作为一个领导者，应该能够逐渐且清晰地转换自己的角色、最终让其他人负责并提升他们在创造过程中的影响力。

◇ **练习107：撤后**

在即兴演奏中，通过降低其音乐的显著性或改变形式，"治疗师"开始逐渐扮演不太活跃的角色，并在塑造音乐上赋予"来访者"更多的责任。（MU17）

程序技术回顾

- 指挥是运用姿势和语言提示引导其他演奏者的方式。
- 撤后是减少自己的存在性以促进小组成员的自主性发展的方法。

模拟情景 7

在对应数字后写下每种技术的名称。

奥斯汀、奥利弗、艾米丽和瑞恩一起敲鼓。瑞恩喊出"1、2、一起敲！"［1］然后所有人开始一起敲。过了一会儿，艾米丽开始演奏与奥斯汀相同的内容［2］，当奥斯汀注意到这种情况时，他开始越来越弱，直到根本听不到［3］。因为艾米丽也模仿他，最后只剩奥利弗和瑞恩还在一起演奏。奥斯汀回来敲鼓，艾米丽起来站到其他三位演奏者前面。她将手臂举起来，所有人演奏的音量都变大了［4］。她开始逐渐非常慢地放低手臂，小组的演奏越来越弱，直到最后她几乎将手臂贴到地面［5］。当音乐非常弱的时候，她加入进来敲鼓，在小组其他成员营造的氛围中演奏了一段独奏。

1.＿＿＿＿＿＿＿＿＿＿＿＿＿＿＿＿＿＿＿＿＿＿＿＿＿＿＿

2. _____

3. _____

4. _____

5. _____

第五章回顾

- 在与搭档和小组一起即兴时，会形成各种各样的角色关系：聆听者、表演者、领导者、跟随者、根基、伴奏、搭档和独奏者。

- 共情技术包括：匹配、同步、标记、模仿和纳入。

- 结构技术包括：根基、塑形和重构。

- 启发技术包括：重复、激发、示范、制造空间和插话。

- 对话技术包括：应答、补充、扩展和配对。

- 重定向技术包括：引入改变、转换、打断、强化、安定和对比。

- 亲密技术包括：分享、结合和独白。

- 程序技术包括：指挥和撤后。

第六章　**即兴实践**

即兴演奏体验

以下是即兴式音乐治疗中常用的各种类型的音乐体验（Bruscia，1998）。很显然，这些类型并不仅仅局限于临床即兴式音乐治疗中。许多即兴体验包含两种或两种以上的类型，而且随着体验的逐渐展开，会从一种类型过渡到另一种类型或混合在一起。（MU20）

非指代性乐器即兴

参与者根据自己的审美情趣和内在冲动而不是当下体验之外的任何事情来演奏乐器和创作音乐。音乐创作本身即是其存在的原因。音乐治疗领域之外的例子包括"自由模式"的音乐即兴演奏会或社区音乐鼓圈。也就是说，参与者会加工处理这个体验（作为团体或个体）并形成各种各样的隐喻和／或与过去的记忆、先前经历以及象征性含义相关的内容。

指代性乐器即兴

参与者创作音乐，试图表达呈现想法、观点、行为、感受或任何音乐体验之外的东西。例如，创造声音来模仿自然界中的声音（如某种动物或天气的声音），或者演奏以反映某种具体的想法或感受（如"昨晚我的感受如何"）。这种体验可以帮助来访者联结内在与外在的世界，为思想、信念和想法的深入探索提供了机会。

歌曲即兴

参与者为一首歌创作歌词、旋律和／或伴奏，例如，自由风格（说唱）、独白（不管他人是否听见或如何想，发出内心的声音）和歌词置换（为一首熟悉的歌换歌词）。

非指代性嗓音即兴

参与者在不使用词汇或音乐体验之外的内容的情况下，可运用嗓音进行即兴，例如，吟诵、自由颂唱、节奏口技和"拟声"吟唱（有时也称为"呓语"）。在音乐人（MfP）模式中使用的术语是"咿咿呀呀"（babble）。对音乐治疗与音乐心理治疗中嗓音和歌唱的探索和发展应用可以详见 Diane Austin 博士的著作（dianeaustin.com）。

身体即兴

参与者使用身体打击乐（捻指、拍手、拍腿、跺脚等）来创作音乐。这种技术常常用在奥尔夫音乐活动中，不仅可以作为伴奏，也可以作为乐器技术的基础（通常是打击乐器和音条乐器）。确实有音乐演出团体将这项技术作为他们音乐的核心亮点，如美国世界音乐团体"十字脉动"*和巴西演出剧团

---

*"Crosspulse"是由舞者兼鼓手 Keith Terry 创办的非营利艺术组织，致力于以节奏为基础的跨文化音乐和舞蹈的创作、演出以及唱片制作。——译者注

Barbatuques*。在"TaKeTiNa"练习中会用到身体和嗓音音乐，这是一种发展音乐和个人特质的练习，由奥地利音乐家莱茵哈德·弗莱迪席勒（Reinhard Flatischler，1992）创建。

多媒介即兴

参与者运用嗓音、身体打击乐、乐器以及一切可以利用的方式来创造音乐。常见的应用领域如奥尔夫音乐教学法、即兴式音乐治疗以及职业演出团体。

指挥型即兴

参与者根据言语和非言语提示和指挥创作音乐。"指挥"一词有时用来描述当下的引导，即即兴演奏本身。例如，在团体音乐治疗活动中，团体根据某位团体成员（来访者或治疗师）的肢体语言、手势、提示和嗓音/语音来塑造音乐。

即兴演奏关系

当小组成员在一起创作和探索时，随着时间的推移，这些关系建立起来又发生着改变。你所获得的这些技术的原理到目前为止并没有发生改变；但是，现在它们只是这个多维视角全息影像的一部分。在团体设置中使用音乐间和人际间技术与和你的搭档一起使用时非常相似，但是这两者之间还

---

*巴西著名的身体打击乐队，他们基于身体打击而发出的各种声音来形成音乐，乐队以节奏、旋律和舞蹈设计来打动观众。——译者注

是有些重要区别的。如你所猜想的，团体的特征就是众多交织的动力关系（Bruscia，1998）。

在团体设置中呈现出来的那些关系包括：

- 个人内部关系
- 个人音乐内部关系
- 每位演奏者的音乐之间的关系，以及每位演奏者的音乐与整体音乐之间的关系
- 演奏者与演奏者之间的想法、行为、陈述等的关系
- 个体（音乐和个人）与其社会（社会文化）之间的关系
- 个体与其所在的物理设置（环境）之间的关系

观察团体即兴动力有两种基本的方法：

1. 作为参与者（"治疗师"或"来访者"）。
2. 作为观察者。

参与者

治疗师角色：运用具体的即兴演奏技术来构建体验。引导即兴后的讨论（除非另有导师引导）。音乐后的讨论时间最好用于从其他参与者和／或你的老师那里获得反馈。缩短体验与体验之间的环节会为音乐演奏腾出更多时间，那才是你主要的学习模式。

来访者角色：充分参与体验、做你自己、放弃先入为主的观念、保持玩乐的心态、多用身体少用大脑、以真实为出发点（允许你内在的冲动）创作音乐。记录你在体验过程中的想法和感受。为"治疗师"提供简洁、清晰和客观的反馈。

观察者

在能看到"治疗师"和至少一名"来访者"的地方进行安静的观察。选择一个主要对象和一个次要对象（通常分别是治疗师和一位来访者）。记录下发生在整个体验中的所有技术和动力。除非是团体意愿，否则只用客观标准进行观察，而不是猜测演奏者们正"打算"做什么？观察可以聚焦在多个主题上，如技术、角色关系、即兴演奏评估特征表（Improvisation Assessment Profiles，IAPs）或心流状态（详见心流状态音乐创作）。

即兴演奏活动大纲

准备

- 提供充足的座位、合适的灯光和私密性，以及控制潜在干扰源（闲杂人等、房间外面的噪声等）。
- 为你的活动留出充裕的时间，包括音乐部分和讨论部分。
- 设置并调试记录仪器，如录音或录像设备。
- 挑选、准备（组装、调音、调试）以及安排你所需要的乐器。收拾干净其他你用不到的乐器或物品。
- 制作活动计划，包括你会探索什么类型的体验、分配给每个体验多少时间、谁会扮演什么角色（治疗师或来访者）、你会何时以及如何讨论并记录每一个即兴体验。

音乐创作

- 核对小组成员、检查活动计划并简单讨论任何可能影响计划的因素。做必要的更改。
- 开启记录设备。
- 回顾在体验中需要用到的主要技术类型以及游戏规则。
- 开始你的即兴。为你和你的小组留出足够的时间，通过尝试"做出点名堂"来进入音乐状态。
- 评估小组的状态，结合使用你所实践的技术并做记录。接纳任何出乎意料的事情。
- 遵守你的计划时间表，适时地将音乐带入自然的终结。

谈话

- 结合使用相关的谈话技术，参考附录F。
- 从以下四个维度来考虑问题：
  1. 音乐内部：例如，"当速度加快时，你的演奏是如何改变的？"
  2. 个人内部：例如，"当音乐进行时，你有什么样的想法或感受浮现出来？"
  3. 音乐间：例如，"你的演奏是如何与小组节奏相关联的？"
  4. 人际间：例如，"你是如何感知自己与其他演奏者进行社会性互动的？"
- 可以将观察与反馈限定在某个主题上，如即兴演奏评估特征表（将会在下一章讨论）中的某一点、心流状态音乐创作（也会在下一章讨论），或某个具体的技术。
- 小组成员、讨论主题、可用的时间以及带领者，这些因素将决定讨论的指导性（导向某个具体方向）或非指导性（敞开面对各种表达和主题）程度。

- 当信息已被充分地分享和关注后，进入下一个音乐即兴。

重复即兴和讨论过程直到活动结束。为最后的结尾留出足够的时间做最终评述或记录。

总结

- 回顾整个体验，记录关键学习要点并将其铭记于心，用于以后的活动。
- 收好乐器并整理房间。
- 在适当的时候用活动日志（附录 D）来记录你的体验。

引导团体即兴体验

开始

"我们该演奏点啥？""我们如何开始呢？"到目前为止，我希望这些问题的答案对你来说已经是显而易见的了。如果不是，我建议你从弄出一个声音开始——可以是任何声音。记住，即兴的开始无计划可循，它开始于某个动作。作为工作坊带领者和督导，我遇到过太多学生完全无视自己富富有余的技巧，就是不知道如何帮助一群人创造他们自己当下的音乐。他们并没有意识到自己是可以胜任的！或许他们是不相信"仅仅弄个声音出来"就可以让音乐即兴开始，但事实就是如此简单。

"所有的起点都是同等有效的。他们开始的地方通常是在中间位……那种认为一定有一处是恰当的开始并寻找这个理想起点的想法，简直是在掠夺我们的时间。"

——斯坦福大学戏剧系教授帕特丽夏·麦德森

（Patricia Madson，2005，p.53）

深呼吸、举起你的鼓槌、拉满你的弓、选择一件乐器奏出声。一旦发出了一个声响，这个声响与感受到它的人之间的关系就建立起来了。自此，在运用所练习和掌握的所有技术的基础上，音乐可自行创作出来。奏出一个音。重复进行或再加些其他的。同步、模仿、对比、延伸、分化、根基、补充、转换，等等。放手去创作。一旦演奏真正开始了，音乐便成了副产品，在知识和技巧的引导下，沿着音乐的旅程寻求挑战的行为塑造了音乐，这也产生了令人愉悦的效果———一种"愉悦的噪声"。因为大多数声音都有音高，所以一个单音也有可能扮演调性中心或根基的角色。两个音，一前一后，就有可能具备了律动甚至是旋律的线条。一旦你有了律动，你就可以使用你所练习过的所有技术让节奏逐渐充满勃勃生机。你不需要计划或方案，当然也不需要遵循一个音乐"活动"的序列表或程序单。你所需要的只是你自己、你的音乐搭档和音乐平台。学习音乐语言最好的方式就是说。这意味着要花时间沉浸在音乐和音乐创作的实践中。

"你的语言技能的发展并没有经过多么勤勉用功的练习，至少不是用你熟悉的那些练习方式。（……）学会说话是一个非常自然的过程。音乐家如果能够注意到这个过程，会获益匪浅。"

——Victor Wooten（2006，p. 79）

所以就像《绿野仙踪》里的多罗西一样，别问"怎么回家"。轻敲三次脚后跟，你就在回家的路上了！路是我们走出来的。

我们该做什么

我时常被学生们问到的另一类的问题就是假设性"问题"。这通常是一些夹杂了各种纠结斗争（既包括参与者之间的，也包括参与者与领导者之间的）的情景。他们会以"如果……"和"如果……你会怎么做"来开始提问。如果你发现自己心怀"如果"之念，请记住，你已经获得了所需要的解决这个问题的技能。这是怎么回事呢？因为音乐创作本身就是一个自我组织和问题解决的过程。你永远有至少三个选择。你可以选择继续、改变或停止你所做的，以此来支持来访者的需要。所以，如果"这"或"那"真的发生了，请相信你自己是音乐家，能够支持你的来访者。

> "一旦音乐家演奏了些什么，任何的内容，接下来的事情要么是与其相得益彰，要么是格格不入；已建立的模式是用来加固、调整或打破的。"
>
> ——Stephen Nachmanovitch（1990，p.103）

境况存于世，问题出于心。

音乐只会前进。我们有时倾向于将现在与过去做对比。这不仅仅是凝神于无关紧要的事情上，是徒劳无功的，而且会将你从当下拽出来，但当下才是生活的所在。顾虑未来同样会转移我们对此时此刻的关注。与其思虑"可能会出什么岔子"，不如运用你的音乐技巧和技术，大步向前去塑造你想要的世界和道路。如果你所在的情境是你特别不想要待的，不要担心，弹出一条出路就是了。如果节奏变得支离破碎了，权当这是个体验沉默无声的机会，并且你应高兴地看到前面出现了一条清晰的道路。如果有人在音乐中制造了紧张感，去观察这种效果。"啊！好多紧张感啊！"如果有些人演奏的与其内心不一致，应允许他们用自己的方式发现该如何演奏。这就是即兴音乐创作的美妙之处——没有通途，其本身就是道路——音乐之路。

　　"没有什么约定俗成的结构或标准，一旦我们演奏了哪怕 5 秒，结构便出现了，因为我们已经开始了。"

——Stephen Nachmanovitch（1990，p.94）

团体带领

　　尝试带领以下每种类型的体验，直到最终能探索全部技术。

　　✧ 练习 108：非指代性乐器即兴

　　✧ 练习 109：指代性乐器即兴

　　✧ 练习 110：歌曲即兴

　　✧ 练习 111：非指代性噪音即兴

　　✧ 练习 112：身体即兴

　　✧ 练习 113：多媒介即兴

　　✧ 练习 114：指挥型即兴

　　成功的策略：

　　● 为其他人的插入和发展新想法创造空间。

- 演奏前仔细聆听。演奏与你所听到的相关的内容。
- 通过音乐塑形、根基和陪伴的方式来支持那些需要这些帮助的人。
- 平衡小组动力让每个人都被听到。
- 用匹配、标记、同步、模仿和对话来建立联结。
- 思考你对张力和一致性的应用，以及思考它们是如何影响团体关系的。张力吸引注意力！
- 在音乐内工作。节约使用指挥和语言提示。
- 保持对他人律动的开放和支持，即便是他们的与你的不相匹配。
- 极简主义。

团体鼓乐和指挥

团体鼓乐

团体鼓乐是一种非常流行的音乐创作形式，拥有从以社区为基础的即兴乐团到职业表演团体的广泛分类。在各种类型的团体鼓乐中进行实践，我们从中可以学到很多。镜像、匹配和模仿节奏、根基以及其他探讨过的技术都是你可以在几乎每种团体鼓乐中见到的自然发生的音乐事件。在许多情况下，这些类型的团体鼓乐从表面上看是很相似的。下面描述了其中两种类型的不同之处：即兴社区鼓乐（通常被称为"鼓圈"）和音乐治疗即兴鼓乐（临床即兴演奏）。

"鼓圈"一词起源于二十世纪六七十年代的美国。这个词通常用来形容一种开放的即兴演奏活动，其强调的是在音乐创作中自由的表达、合作与分享。鼓圈是一种娱乐性音乐创作活动，其音乐是集体的共同表达（不是由某个人引领的）并对任何想加入的人敞开大门。鼓圈在让大家玩得愉快尽兴的同时聚焦于协同共频（在节奏里一起演奏），并创造出符合社会价值观的音乐产出。因为它是由参与者共同创作的，鼓圈或即兴演奏活动在本质上是非指导性的（在当下逐渐展开），因此也无法提前计划或用某种系统的方法以期达到特定的目标或目的。每位参与者创造自己的体验，投入其所望，获取其所期。如果带领者试图计划、塑造、指挥或引领参与者朝着某个预先设定的方向前进，可能会有人争论这种体验并不是鼓圈。欲了解鼓乐体验的完整分类，可以参阅音乐治疗鼓乐网站（musictherapydrumming.com）。

　　音乐治疗被定义为"一个系统的干预过程，在这个过程中，治疗师利用音乐体验的各种形式，以及在治疗过程中发展起来的作为治疗的动力的治疗关系来帮助被帮助者达到恢复健康的目的"（Bruscia，1998）。虽然在"鼓圈"和临床音乐治疗即兴演奏之间有一些相似之处（都使用鼓并且围坐成一圈）；但是在音乐治疗中，其角色（治疗师—来访者）、方法（系统的干预）、技术（音乐间和人际间动力关系）、目标（产生具体、可测量的改变）以及目的（通过个体化治疗计划帮助来访者）与鼓圈中的这些方面都是相当有差异的。团体鼓乐体验可以帮助你的来访者，而那些用来营造这些体验的即兴演奏技术已经建立并发展几十年了。虽然一些技术在任何一种音乐即兴演奏时都可被直觉地运用，但是所有临床即兴演奏技术因其临床意图的不同对于音乐治疗专业来说都是独一无二的。因此，用来描述音乐治疗服务内的鼓乐体验最精准的标签是"团体鼓乐""即兴鼓乐"或"鼓乐即兴"，更确切的是"临床即兴"或"音乐治疗即兴"。苏珊·戈斯乔姆（博士，MT-BC）让这个概念更清晰了——"能了解到临床即兴和鼓圈的区别是至关重要的"（2007，p. 21）。当鼓乐呈现出的是娱乐性体验时，内部不是"来访者—治疗师"关系，音乐是由参与者以自我表达、庆祝或音乐娱乐为目的共同创造，且总的来说非常有趣。"鼓圈""音乐即兴演奏活动"或"社区音乐创造"这些词会更贴切和适合。

指挥和引导

那些使用指导性手势、姿势、肢体语言以及乐器和语言提示的技术常被称为指挥。这种技术也用于其他形式的团体音乐创作，在这里是指用以传达指令，比如"改变音量""开始"和"停止"以及为音乐特征提供支持，如拍出一个稳定的节奏来提示音乐潜在的律动。对于那些想要获得引导来创作令人愉快的音乐的参与者来说，指挥是协调和塑造他们的音乐产出的非常有用的方式。对于协调大规模的团体，如一些大型会议或节日上形成的群体（有时可超 100 人），指挥几乎是不可或缺的技术。

尽管对于塑造团体演奏来说，指挥可能是非常行之有效的方向性工具，但是为团体提供支持时仍然要悉心。如果运用不当（太频繁或不熟练），指挥或许会带来不良影响，例如：

- 由于要求他们关注指挥者，而削弱人们在团体即兴音乐创作中所要形成音乐内、音乐间和人际间关系的倾向。
- 人们在等待着创造音乐和社会动力的潜力出现时，指挥者告诉他们"接下来该做什么。"
- 在指挥者和参与者之间，促进的不是陪伴或搭档关系，而是领导者—跟随者关系。
- 当参与者试图破译并跟随指挥者的提示线索时，焦虑水平开始升高。
- 参与者的自我决定感和自主权下降。
- 遵循与指挥者的引导相一致而限制了参与者个性的和集体表达。

如果运用恰当且技巧娴熟，指挥会成为治疗师非常有价值的工具之一，能够创造各种音乐效果，甚至推动人际间关系。

指挥，这种非常有用的技术可以归属于引导的范畴，通过赋予他们引导自己的权利来帮助团体成员意识到自己的潜能。作为音乐治疗师，知道指挥与引导之间的区别是非常重要的，它们在角色关系、自主性水平和团体中产生的互动等方面是相当不同的。当治疗师作为引导者时，会结合各种各样的技术和策略（包括指导性的和非指导性的，以及音乐间的和人际间的）。他们鼓励创造、使真实以及功能关系相结合，形成独特的动力过程，以促进来访者发生积极转变的意向性。指挥可以用在引导过程中。例如，引导促进来访者领导能力的指挥方法就是邀请每一位参与者都指挥一小段，要求其他参与者跟随这位指挥者，直到每个人都轮一遍。这可以帮助建立自信、提升表现能力。同时，这种在共享体验中的平等参与还培养了成员之间的平等感和共情。当来访者开始担任指导性角色时，考虑该使用众多以音乐为中心的技术中的哪一个和使用指挥技术通常会达到相同的效果。如此一来，你以"通过音乐"来引导提供了协助，并为所有基于音乐的关系以及基于社会的关系提供了支持，而这些关系正是团体即兴和临床音乐治疗的核心。

第六章回顾

- 即兴式体验有多种形式：非指代性乐器即兴、指代性乐器即兴、歌曲即兴、非指代性嗓音即兴、身体即兴、多媒介即兴和指挥。
- 团体即兴演奏中会呈现多种类型的关系：个人内部、音乐内、人际间、音乐间、社会文化以及环境的。
- 体验团体即兴的方式有两种：参与和观察。
- 实践活动由三个主要环节组成：准备、音乐创作和讨论。
- 音乐即兴演奏是一个自我组织的过程，需要有所准备但不需要计划。
- 娱乐性音乐体验和临床音乐治疗体验之间有许多显著的差别。
- 指挥是此时此刻的，如果运用娴熟可以作为引导过程中的一部分。

心流状态音乐创作

从恳求父母给我们买第一件乐器，到每周一次课的规律训练，到放弃了和小伙伴们在外面玩的时间独自花好几小时练习，到成为乐队怪客，到演出焦虑和对被评判的恐惧，到作为一个音乐家的耻辱和呆板——我们究竟为什么演奏音乐？最单纯的原因是演奏使我们开心。音乐赋予我们一种声音去表达言语不能及的东西，但同时也给我们带来挑战。这就好像在人类精神世界中有某种东西，如果想要感觉良好就需要向前推动、去抗争、被挑战、去克服并实现。

幸福感或许可以描述为一种当我们有目标和方向时的感觉，它来自我们追逐自己目标的过程。记住这个概念，我们转而关注一下被米哈里·希斯赞特米哈伊（Mihaly Csikszentmihalyi）称为"最优体验心理状态"，或通常简称为"心流"的心理过程。"心流状态"是一种面对当前的挑战感知到自己的能力游刃有余的情况。它从投身挑战性活动和拥有应对挑战所需技能的过程中获得满足感。开启心流状态的收益与投入冥想相类似。

体验过心流状态的人常会提到某种"脑洞大开"或"头脑解放"的体验。这似乎和活动的强度无关，可以是激烈的活动（如打篮球、滑雪或演奏重金属音乐），也可以是安静的活动（如打高尔夫、烹饪、园艺或演奏舒缓民谣）。当人们投入他们的"心流活动"中时，心流活动似乎恰如其分地占据了他们的部分意识，剩下的部分可以处理潜意识思维和冲动。人们有时会说，当在沉浸体验中，头脑中会浮现出"最棒的点子"或"灵光乍现"，并可以应用到他们生活的其他领域。这似乎表明进入心流状态不仅仅是感觉良好，它还是思维的增强状态，这种状态或许与人们所说的开悟非常接近。维克多·伍顿（Wooten，2005，p.84）曾说：

> "……当我处在最佳演奏状态时，我并不思考。我在我的'地盘'里，音乐之流穿越我，有时会被我的错音打断……当我练习时，我用'专注'来学习技巧，然后我用'不在意'来获得对技巧完全轻松自在的运用。"

你可以注意到他同时谈及如何发展技巧（运用专注力学习）和心流状态的体验（在"地盘"里），他还指出他的最佳状态是待在"地盘"里的时候。

事实上，达到心流状态不仅仅包括我们能做什么，还包括我们如何认识自己正在做的事情，这也就是为什么当提到技术时要在前面加上限定词"感知到的"。想要保持住心流状态，只要你"认为"你的技能是游刃有余的就可以了，即使某些客观标准对此有不一样的衡量方法。这或许能说明为什么音乐治疗的来访者能够在音乐治疗中有更长时间的投入，治疗师在治疗中会提供一些技术，如给来访者一件设置了固定音的乐器，这就将潜在的"错"音排除在外了。还比如让来访者演奏整体中的一小部分，如在钢琴片段中的最高音部分敲击三角铁或者用"填空"的方法来演唱歌曲中的某一小部分。不管来访者的客观技能水平如何，简化任务并伴以充分的强化就可以帮助来访者提升感知技能（主观水平），从而保持心流状态。

我们从体验中获得怎样的反馈极可能限定我们在这种体验中继续探索的

程度。音乐治疗师应该尽可能地应用各种各样的技术和策略来帮助来访者与音乐体验建立并保持积极的关系。

当某人沉浸在心流中时，你能观察到吗？为了研究这一点，研究者罗丽·卡丝托黛罗（Lori Custodero，2005）对一群参与各种音乐活动的儿童进行了调查。她用来评估心流行为的描述性观察工具包括被称为寻求挑战（challenge-seeking）、挑战监控（challenge-monitoring）和社会情境（social context）等的指标（见表3）。

表3 心理状态指标（改编自 Custodero，2005）

指标类型	定义	范例
寻求挑战		
自派任务	由参与者而非带领者发起的有目的的活动。	插入、转调、减弱、切分、加速等都是非常好的不需敦促即做好演奏准备的例子。
自我修正	在没有带领者肢体或语言指导的情况下，承认某错误行为并根据已建立的"规则"予以纠正。	演奏时没有外部提示的纠正技术。 在没有被敦促的情况下调整动力以匹配他人。 无提示下重新校准音高。 无提示下重新校准节奏。
从容的动作	动作品质是非常聚焦且有控制的，常常夸张但没有无关动作。	以非常有控制的方式进行演奏。情绪是平静或欢欣的。呼吸深沉且稳定。
挑战监控		
期待	在当下活动中用语言或身体尝试猜测或呈现"接下来会出现什么"。	准备好与其他人一起开始。 在没有指导的提示下开始演奏后续章节。
扩展	将现有的素材变得更具挑战性。	创作新异动作、模式或旋律来代替某具体的模式或旋律。演奏附加章节。 增加复杂性。

续表

指标类型	定义	范例
延长	在没有带领者协助的情况下，继续投入当下的演奏中。	在歌曲或节奏结束之后继续演奏并发展素材。创作主题变奏。
社会情境		
同伴意识	可以观察到的互动：持续的注视、朝向另一个人的转头、身体动作。	与其他人有眼神接触。因同伴而改变自己的动作。调整姿势或位置以适应其他人。
沟通交流	在沟通交流中同时运用接受和表达的形式。	在音乐演奏中用谈话或姿势进行交流。

心流状态指标

心流状态指标包括：毫不犹豫地演奏、动作平滑且放松、演奏时看向其他参与者、在无提示下改变或修饰演奏（自派任务）、自我修正、增加挑战、期待音乐中的改变、演奏时心境平静和／或欢欣且与其他参与者有交谈。

压力指标

压力指标包括：缺乏积极性、犹豫不决、感情贫乏或迟钝、缺少眼神接触（向下看或看向"空中"）、面部紧张（皱眉、撅起嘴）、只保持一个焦点、涩滞且不协调的动作、紧张的笑、说话都变了调（狭促或气短）、将任务简化、停下来寻求指导和／或处理任务、换到喜欢和／或熟悉的任务上、在活动正式结束之前停止。

当你在团体工作中记着上面这些内容时，你或许会观察到心流和压力指标的混合交集。

挑战等级

管控挑战等级（与感知技能相关的任务的数量及复杂度）是促进心流体验的一种方法。如果参与者觉得挑战过难，他们可能会感受到压力并缺少继续进行的动力。即便他们继续了，也可能为体验留下了消极的印象，毫无动机地重复。如果即兴演奏带领者观察到参与者出现高水平的压力指标，可以选择降低挑战等级。降低挑战等级的策略包括：

- 减少演奏素材的数量（分解或缩短结构）
- 为熟悉素材或技能提供更充裕的时间
- 为参与者提供更多选择（乐器、技术、音乐角色的选择）
- 减慢速度（给回应和 / 或表演留更多时间）
- 提供一对一的指导（教学性的和 / 或示范性的）
- 提供更牢固的根基（简化节拍或增强律动）

降低挑战难度是音乐治疗师帮助来访者投身积极主动的音乐创作和进入音乐心流状态的最主要方法之一。降低挑战难度可以帮助参与者在活动中快速上手并获得信心，正是因为面对挑战方使心流状态达成。因为挑战是达到心流状态所必需的，所以当参与者变得越来越熟练并开始寻求更大的挑战时，改善技能的各种技术就变得越来越重要了。如上所述，在"心流公式"中非常重要的一个要素就是"跨越边界"。很显然，当我们的演奏越接近我们能力上限时，常常会进入"地盘"中，那种特殊的欢愉感的体验源自不时地面对挑战。要寻找"心流状态"，仅安于某个任务是不够的，要以创造性的、崭新的方式拓展某人的技能。

技能水平

提高技能（应用并执行技术来完成一项任务的能力）是在积极的音乐创作中增加达到心流状态的可能性的行之有效的策略。随着技能的提高，音乐家能够更好地达到他所期望的目标。学习技能可增进音乐能力，音乐能力的提升会转化成表达能力的提升和情感能力的扩展。定期测量技能水平可以为进步和获得的成绩提供衡量基准，这些进步通常可以转化为自信和自尊的提升。技能让参与者能够以各种各样且行之有效的方式为小组的音乐创作贡献力量，常会增强其与其他参与者形成音乐联结的能力，这可以转化为加强人际关系和增强社会体验。

提高技能是音乐教师帮助学生投入音乐创作和进入音乐心流体验的最主要方式之一。有经验的音乐老师会在她的教学中运用心流原则。否则，她的课堂可能会相当枯燥无味或让学生备感压力。做法是让学生保持在现有技能的上限边缘以发展新的技能，让学习过程充满乐趣和兴奋感。

常被称作现代音乐治疗"之父"的埃弗雷特·塞耶·加斯顿（Everett Thayer Gaston）指出，运用对音乐技能的学习来培养和支持积极的自我形象是音乐治疗中最基础的原则之一。芭芭拉·克罗（Barbara Crowe，MMT，MT-BC，2004，p. 249）写道："……音乐的灵活性能让音乐治疗师为来访者构建成功的体验，同时也为自我同一性至关重要的组成部分——自我形象和自尊——提供了支持。"

提高技能水平的常见策略包括：

- 示范（在体验过程中演奏某种技术）
- 诠释（呈现如何做，来访者观察）
- 脚手架（运用临时的支持性框架）
- 转化（在某个领域运用的技能泛化到另一领域）

- 协助 / 促进（使用身体、视觉和听觉指引来支持完成任务）

自我概念

自我概念是对于获得心流状态来说至关重要的心理因素。希斯赞特米哈伊认为，"并非我们实际拥有的技能决定了我们的感受，感受是由我们认为自己所拥有的技能决定的。"实际上，我们如何感受我们正在做的事情跟我们的挑战和技能没有太大关系，而是与我们的心境更相关。这就是为什么有些人并没有绕梁三日的歌声却可以在做家务时悠然歌唱，或在方向盘上敲击着节奏为自己喜欢的歌曲伴奏。自我概念的提升还能解释那些去参加才艺表演比赛的人，尽管他们在才艺和技能上似乎明显不胜其任。我们或许会问，"如果自我概念已经是所有问题的答案了，那还谈及技能做什么？"

因为音乐是关于关系的媒介，这些关系又在很大程度上依赖于对表达自我的共识和能力。作为治疗师，你了解积极强化的价值并以此帮助来访者歌唱、演奏独奏和做一些新鲜的、有挑战性的事情。完不成任务或没有完美的技巧是完全没问题的，这可以帮助人们不气馁、不挫败地留在体验中。但是以保持自信为由而不敦促技能学习不仅剥夺了人们意识到他们全部潜能的机会，也可能因为音乐旅途上某个不受欢迎的"尴尬"时刻而挫败不已。建立自我概念的通用法则就是将"错误"抛在脑后，而聚焦于什么起作用了、心灵做了什么以及冒了什么险。也许有人九次错了八次，但我们的注意力正聚焦在那九分之一次之上并使我们铭记。我认识的一位老师在她音乐教室里挂着一条横幅，上面写着："欢迎来到音乐课堂，欢迎在这里犯错"。既要做你来访者的啦啦队，同时又要推动他们向前。要帮助某人在试图适应即兴演奏的同时提升自我概念，可以使用以下方法：

- 让来访者明白在即兴演奏中没有"错误"的概念。
- 提醒来访者音乐不是为了某个人而是为了他们所有人（没有听众或

评判）。

● 提供语言强化（如表述"是的！"或"对！"）。

● 提供肢体强化（举手击掌、轻拍背部或肩膀）。

● 对来访者的成就或进步发表评论。

"生活中最好的事情不是物质的。你所能给予的最好的礼物是鼓励和欣赏。"

——帕特丽夏·马德森（Patricia Madson，2005，p.95）

当你在决定提供不同类型的强化时再使用评判，并确保这种强化从个人和文化层次两个方面都适合你的来访者。

"只有在我发现我可能会犯错误的时候，才会意识到我正在朝向某事前进。"

——美国爵士音乐家奥奈特·科尔曼（Ornette Coleman）

复习提问：

1. 如果某人演奏"接下来发生什么"，他们正呈现＿＿＿＿＿＿＿＿指标。

2. 如果某人在演奏中与同伴有眼神接触，他们正呈现＿＿＿＿＿＿指标。

3. 某人的技能远远超过当前的挑战，他们可能会感到＿＿＿＿＿＿＿＿。

4. 某人面临过难的挑战可能会体验到＿＿＿＿＿＿＿＿＿＿＿＿＿＿。

5. 音乐治疗师可以通过管控＿＿＿＿＿＿＿＿＿、＿＿＿＿＿＿＿＿＿和
＿＿＿＿＿＿＿＿＿来帮助来访者保持心流状态。

◇ **练习 115：心流状态音乐创作**

尝试一个或多个以下练习，绘制出你所观察到的。提示：根据"心流状态"和"压力"指标制作复选框（见图2）。

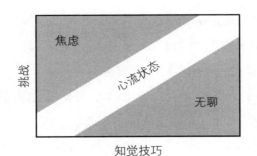

图2 心流区域

- 观察即兴演奏中的个体。
- 你在即兴演奏中是参与者的时候，观察其他团体成员。
- 通过录像观察即兴演奏中的自己。

可选项：在即兴演奏中运用各种策略和技术来管控其他团体成员的心流状态。与你的同伴讨论其效果如何。

即兴演奏评估特征表

当你在团体设置中探索即兴演奏时，你可能会发现有时很难对参与者的互动进行评估。正如前面讨论的，音乐表达可以作为个体内在工作的指标，而音乐互动可以作为人际关系工作的指标。或许你会出现下面这些疑问：

- 我该如何用有效且易于管理的方式对这些指标进行分类和标注？
- 我该如何运用收集的信息解释我当下的体验？
- 我该如何运用收集的信息解释正在进行的临床实践？

肯尼斯·布鲁西亚（Kenneth Bruscia，PhD，MT-BC，1987）创造了即兴

演奏评估特征表（Improvisation Assessment Profiles，IAPs）。IAPs 是一套由六个特征组成的用来描述个体内部关系及人际间关系的工具。这在布鲁西亚（Bruscia，2001）自己的临床实践中主要有三大应用：（1）作为"聆听框架"；（2）分析即兴演奏的录音或录像工具；（3）通过反复的即兴演奏经验来帮助治疗师在即兴演奏中了解来访者或团体的临床评估工具。

布鲁西亚（Bruscia，1987）、威格拉姆（Wigram，2004）和戈斯乔姆（Gardstrom，2007）建议 IAPs 首先应该用作"聆听框架"以帮助音乐治疗学生对于正在发生的音乐事件变得更敏感和有意识。音乐感知意识对于音乐治疗师来说是至关重要的，因为音乐是其首要工具。这里提到的 IAPs 是深化你的乐感的工具，它所提供的"聆听框架"可以帮助你形成与来访者之间更深的音乐联结。本书将在此叙述对 IAPs 的入门介绍，上面提到的资源（布鲁西亚、威格拉姆和戈斯乔姆）将会帮助你更全面深入地了解。

特征表由六个分类组成，每个分类有七个标示不同"效力"的梯度。每个梯度均以标题形式呈现，并根据其音乐含义以相对中性的词汇描述。当你进行写作或与同伴讨论时，这个编码系统是很有用的，尽管 IAPs 是很庞大的（六个特征分类以及三十个梯度）。如果你刚开始时主要学习中间三个梯度术语（加粗字），你可能会发现你会很快抓住每个特征的核心。而在每个特征范围的两端，还有两个梯度是留给那些真正极端的情况的。

在你熟悉 IAPs 的过程中，你可能遇到的最大的挑战莫过于记住每一个梯度的名字。我建议你先以关注特征及其最中心的梯度开始。自此，你可以记住核心梯度两边的梯度名称，或者将每个特征想象为标有五个等级标尺。这个标尺会倾斜到左边（较少）、或右边（较多）或在中间（平衡）。重要的不是你记住了所有的 IAPs 术语，而是你理解了其概念，即各种特定的关系呈现出来的各种程度。先了解每种特征是用来衡量什么的（能够定义该特征），然后再去考虑是在标尺的哪一点上——在中间，或这边，或另一边。注意，当你聆听即兴演奏时，你很可能每次只能关注一个特征，而且不是所有的特征都同样适用，可能有些根本不会用到。

显著性

　　显著性是指音乐中最引人注意的、最凸显的或最重要的方面。当你第一次听到某些音乐时，能即刻引起你注意的是什么方面？其驱动力是什么，是节奏、和声还是动力？如果移除哪种因素会让音乐面貌大变？哪种因素好像是缺少的？记住，显著性特征并非总是那些"映入眼帘"的内容，比如大音量的声音或刺耳的音色。显著性特征还包括和谐（缺少紧张）、随机（缺少节奏或调性）和模糊的音色（缺少清晰度）。从某种程度上讲显著性是很主观的，它似乎在回答"什么（对你来说）是最引人注意和重要的"这个问题，但总的来说，显著性特征就是那些最引人注意的内容。

显著性梯度：

减弱	遵从	贡献	控制	压倒性的
1	2	3	4	5

< 几乎无法注意到 　　　　　　　　　　　　　　　　　　压倒一切的 >

　　自问"什么特点似乎占据了大部分空间？什么特点映入眼帘？是否有某特定的音乐元素在驱动音乐？是否有某特定的音乐元素马上抓住了你的耳朵？"通过回答这些问题，你可以将这个元素定义为"控制"。一旦识别出你会接着问"是怎么样的元素在控制？"是音色、节奏、音量水平还是其他什么？相反，你还可以问自己，"哪些元素好像只在背景中或被其他元素所"控制"？回答这个问题会帮你识别那些"遵从"的元素。那些与其他元素保持平衡的元素被标记为"贡献"。就动力、节奏、音色和其他一些元素而言，它们扮演的是平等的角色。显著性特征是你如何"核查"你所听到的。从这里开始，你的注意力可能会转移到其他特征上。测定什么是显著的会是一个持续进行的过程。

整合性

整合性是指将音乐元素组织并"组装在一起"的过程。当聆听音乐时，你可能会注意到各种各样的根基、固定音型和旋律线是如何组织的。

整合性梯度：

未分化的	融合的	整合的	分化的	过度分化的
1	2	3	4	5
< 完全混合				完全不相容 >

聆听即兴演奏时自问，"那些独立的部分是如何组织在一起的？每个部分是否校准到同一律动？旋律线是否都在同一调性内或音乐是无调性的吗？动力水平差异非常大或是完全一样吗？"那些与其他元素与众不同的部分被标记为"分化的"，那些混合交织在一起的被称为"融合的"。这两者中间的梯度是"整合的"——它们可以很好地与其他部分相交织并促成了整体音乐结构，但同时它们的不同又足以使它们被识别出来。记录整合性程度通常不需要花太多时间，因为这是从"垂直角度"或"快照"视角来考虑音乐。下面，我们会了解音乐是如何随时间变化的。

变化性

变化性是指音乐水平走向的组合排列，音乐是如何随着时间展开的及改变的程度如何。当聆听音乐时，时刻感受其相同或相异。它听起来是个很少有变化的极简主义作品，还是在动机、音色、动力和配器上不停变化的极具动力的作品？音乐要素（律动、拍子、调性等）已经建立起来了还是好像一直在不停地探索？这些是轻微的改变还是剧烈的改变？

变化性梯度：

僵化的	稳定的	变化的	对比的	随意的
1	2	3	4	5

< 没有变化 　　　　　　　　　　　　　　　　　　　　对比鲜明的变化 >

　　你可能会单纯地以为这个特征就是"改变"。自问，"当音乐展开的时候，什么音乐要素在随之改变以及改变的程度如何？有没有演奏者仍然坚持用原来的乐器、节奏、旋律、固定音型或动力水平？"如果有，我们会称之为"稳定的"或"僵化的"（如果他们一点也不改变）。是否有演奏者从他们先前的模式中脱离出来去探索一些新鲜但是与之前相似的内容？这被称为"变化的"。是否有些部分的变化相当大，或许是从柔声变到响亮，抑或是从简单到复杂？这可以被称为"对比的"。是否有演奏者似乎从来没有在哪个稳定模式中停一下或不停地换乐器好像一直在探索。这种行为被描述为"随意的"。注意，变化性既可用来描述音乐内部关系过程也可用于音乐间过程。一个部分可能在音乐的内部是稳定的，音乐间关系是对比的。

紧张性

　　紧张性是指由于互斥力而产生的"紧缩状态"。当你聆听音乐时，每个细节是否都是连贯且和谐的，还是有些要素似乎在制造着紧张。是总体上有一种和谐感，还是某些因素很突兀——与其他部分背道而驰，格格不入。

紧张性梯度：

张力不足的	沉静的	循环的	紧张的	高张力的
1	2	3	4	5

< 没有张力 　　　　　　　　　　　　　　　　　　　　　　纯张力 >

　　判断某事是否"紧张的"是多少有点主观的过程，通常受到音乐品位和

文化环境作用的影响；但是在这里，我们是根据某部分是否与正在进行的音乐要素相符来评估张力的。判断什么要素会导致张力也是很主观的，所以你需要先确定音乐品质的"基线"，然后再评估个体在团体中所使用的基线之上的程度。例如，如果整体的调性落在"C"，而某演奏者却进入 C#，他便增加了张力。如果音乐基调是双拍子，某人开始在此之上演奏复节奏音乐，这可能会被解释为制造了张力；但是，如果音乐家们很熟悉演奏拉丁或西非音乐情况就不是这样了。总的来说，你可自问"音乐听起来是否感觉紧张？"如果答案是肯定的，查验可能是什么导致了这种感觉。节奏和旋律要素是稳定的吗？对音乐来说，在紧张与放松之间循环进行是很常见的。如果这是规律发生的，我们就说这种张力是"循环的"。如果根本感受不到张力，我们就称之为"张力不足的"。有些张力是"沉静的"而有些高于中间水平的是"紧张的"。在梯度标尺最顶端的是"高张力"，即每个人的音乐表达都不断地与其他人反道而行。

和谐性

和谐性是指在音乐演奏中的某些特性与其他（非音乐）因素是否相符一致（和谐），这些非音乐因素包括：身体（姿势、情感）、内容（歌词、故事、意象、具象）、语言表达（评论、回应）和角色关系（演奏者与其他人的音乐关系和人际关系）（Gardstrom，2007）。需要注意的是，这个特征是对诸多元素的整合性描述，这与其他特征有些不同；因此，需要你花更多的时间来充分地发展你对该特征范围和含义的觉察与理解。其中最重要的是感觉状态、音乐张力和角色关系（根基、伴奏、独奏、领导者、跟随者等）之间的关系。要选择梯度标尺上合适的梯度就要花时间来收集足够的信息。简言之，就是聆听完演奏、观察了肢体语言、听完评述以及谈论了感觉状态。

和谐性梯度：

表里不一的	和谐的	中立的	不和谐的	两极化
1	2	3	4	5
< 未投身于其中				矛盾的 >

　　在你观察即兴时问自己："演奏者的音乐表达是否与他们的情感、肢体语言或对音乐的语言描述相匹配？"如果某要素与角色关系和张力并不相干或不起作用，我们称之为"表里不一的"。如果音乐要素与音乐和角色关系的张力大致相符，称之为"和谐的"。如果要素的张力水平与其他音乐要素的张力水平相一致，其感觉状态是"中立的"。如果这个要素与某些音乐要素和角色关系相一致，但与除此之外的其他的不一致，被称为"不和谐"。如果该要素的张力与整体即兴演奏、音乐要素和角色关系的张力是相互矛盾的，被称为"两极化"。试想以下场景：（1）音乐总体是和谐的，而且团体成员之间的角色关系是平衡的。一位演奏者在保持音乐总体张力水平的同时做了些改变。他的情感随着音乐发生了改变且匹配了音乐的情境或情绪，他是"中立的"。（2）音乐急促、音量很大。一个演奏者开始跟着音乐敲鼓，保持一个稳定的节奏和音量。他并没有回应团体音量的变化，整个过程都保持着同样的音量。他情绪淡然、身体似乎缺少张力。音乐停止后他说他觉得充满了活力。他的音乐表达和角色关系与他所说的话是和谐的，但是他的情感和肢体语言与他的音乐和语言描述都是"不和谐"甚至是"两极化"的。

自主性

　　自主性是对在即兴演奏过程中团体成员扮演的角色关系的综合性描述。角色关系描述了某人扮演领导者或跟随者角色的程度，以及个体的音乐在团体中的功能。因为角色在即兴演奏中会发生也常常发生改变，所以必须将角色随时间变化这一点考虑在内。需要考虑的因素包括某人担当领导者或跟随者角色的频率，这些角色是如何通过音乐呈现出来的，以及在什么样的环境中这些角色会被采纳、保持或放弃（Bruscia，1987）。

自主性梯度：

依赖者	跟随者	同伴	领导者	抗拒者
1	2	3	4	5

< 完全依赖其他人 　　　　　　　　　　　　　　不受他人影响 >

如果某人从未尝试过领导者的角色（可能除非别人演奏他才演奏），而且似乎只取用别人音乐中的要素和乐思进行演奏，这可能标志着"依赖者"的角色。如果某人仅仅在某些特定场合才偶尔当一次领导者，如从分崩离析中将音乐拯救出来或在其他人都不当领导者的情况下，这样的角色被称为"跟随者"。如果某些人扮演领导者角色的比例与跟随者角色的比例一样多，他呈现的是"同伴"的角色。如果某人大多数时候想要影响音乐，规定低音、节拍、动力和其他音乐要素，只是偶尔跟随其他人，就是"领导者"角色。如果演奏者不停地从其他人演奏的音乐中离开，从不参与其中或受其影响，甚至尝试扰乱其他人所创作的音乐，表明这是"抗拒者"角色。抗拒者角色可以根据其他特征（如通过过度分化的、僵化的和随意的）来确定。自主性描述的是某人与其他演奏者之间联结的方式和程度。演奏者常常因为各种各样的因素（意识的和潜意识的）而扮演不同的角色并建立各种各样的角色关系。

在 IAPs 中寻找平衡

如果我们从每个特征中提取其中间梯度，这些组合在一起就是我们常常描述的"功能性关系"，这些在参与者的音乐中会以如下形式呈现：

- 对整体音乐有所贡献
- 整合到其他要素中

- 随着时间变化和改变
- 制造张力片段并释放这些张力的循环
- 在人们的情感和肢体语言中保持中立
- 呈现出同伴关系

当你开始团体工作时，在心里列出一个清单：

- 每个部分对于整体音乐效果的贡献程度如何？
- 来访者的音乐是如何与其他人以及整体整合在一起的？
- 音乐要素和角色随着时间变化的程度是怎样的？
- 张力与融洽之间的平衡是怎样的？
- 来访者的音乐与他们的肢体语言、情感和对音乐的描述之间的关系如何？
- 来访者们扮演各种角色关系并一同演奏的程度如何？

作为聆听框架，IAPs 能够帮助治疗师记录音乐即兴中来访者随着音乐和角色关系展开而呈现出来的优势和需要。治疗师还可以聆听即兴演奏录音多次，利用 IAPs 来进行分析。治疗师或许能够辨别出即兴演奏中的突出特性，然后在对这些特性中运用特征表及其梯度标尺。只有最具音乐显著性的特征是适用的。治疗师还会发现 IAPs 对于通过重复不同的设计（使用不同的结构、规定和类型的体验）和目的（聚焦于不同的临床兴趣领域）的即兴体验的临床评估是非常有用的。即便施以不同的方式进行即兴，IAPs 仍然可以帮助治疗师揭示浮现出来的模式。

通过在不同的音乐情境下的反复应用，IAPs 能够体现评估过程。值得注意的是，单独使用 IAPs 并不能为对来访者做出推论提供充足的信息。学习如何运用评估工具需要在正规的学习项目中接受有经验的教师的培训和指导。除了在指导学习过程中当辅助教材外，临床应用不在本章讨论的范围之内。 对于有经验的治疗师来说，对于即兴演奏中的音乐行为的觉察有可能揭示更深层的音乐的和个人的（个人的和人际间的）关系（Gardstrom，2007）。IAPs 在评估过程中运用的案例可以参阅（Wigram，2004，pp 217-126）。

✧ 练习 116：IAPs 用于录音音乐

用 IAPs 分析一段录音音乐。关注你觉得与音乐最相关的特征。记住它们或许并不适用于每一种情况。用其他音乐重复练习。

✧ 练习 117：IAPs 用于个人录音

如上运用 IAPs 分析你自己的录音。

✧ 练习 118：IAPs 用于团体录音

如上运用 IAPs 分析团体即兴的录音。

✧ 练习 119：IAPs 用于观察即兴

在团体或独奏即兴中，以外部观察者的身份运用 IAPs。

✧ 练习 120：IAPs 用于团体即兴

在团体即兴中作为团体成员来运用 IAPs。

如前面提到的，你会先用到显著性特征来决定在哪个时间哪种特征是最相关的。在所给出的即兴中，并不是所有特征都会运用到。同时，显著性特点也会在即兴过程中发生改变。记住，梯度并不意味着"赋值"。某人可能以与团体其他人完全分化的方式进行演奏，比如在团体快速的鼓乐之上演奏一条缓慢的抒情的旋律。从音乐间关系视角看到的他们音乐的分化性并不能说明他们的意图或暗喻他们的动机，这仅仅是对音乐的一种客观的观察。下面，我们会了解到是否对某种行为有驱动力是有各种各样的可能性的。

学习的四个阶段

你是否听到了我听到的

音乐行为可以象征着意识或潜意识思想、冲动和需要。揭示并处理这些信息是治疗师的工作，而且这些工作需要技能、经验和用心。有时，很难了解一个人不跟着节拍的改变而改变究竟是因为他们不想这么做、不能做到还是因为他们没有注意到。这就引出了一个很重要的概念，当为某人的音乐行为进行赋意或寻找其缘由时，这种概念可以只提供一些视角。关于觉察和意识，各自有两种可能性：觉察到或没有觉察、能或不能。"学习的四个阶段[①]"模型用意识/无意识和胜任/不胜任来定义技能发展的进展阶段。这四个阶段是：

1. 无意识无能：某人觉察不到（某种技能）也做不到。
2. 自我察觉到无能：某人能觉察到但做不到。
3. 有意识的胜任：某人能觉察到的同时也能做到。
4. 无意识的胜任：某人觉察不到的同时能做到。

这种模型认为当我们学一种新事物或一项新技能时会经历这四个阶段。首先我们并不知道我们不懂或不会做，而且我们也不关心、不在乎并且/或觉察不到它（第一阶段）。然后我们通过学习其概念、技术以及词汇慢慢了解它。这时我们知道这是什么了，但是因为我们并没有花时间去更多地了解和练习，所以我们还不能运用它（第二阶段）。随后我们花时间练习并发展我们

[①] 常被认为源自心理学家亚伯拉罕·马斯洛（Abraham Maslow），也有一些文献显示另有其他始创者，包括企业培训师诺埃尔·伯奇（Noel Burch），据说他是在二十世纪七十年代早期发展了这个模型。

的技能，很快我们就能够运用它了。此时，我们既能意识到又能胜任这项技能（第三阶段）。通过更多的练习、时间以及所谓的"分块处理"（可以描述为既可以简化任务又能解放身心能量的"步骤连接"），我们可以达到一种境界，即不假思索地做某事。一些精通某种手艺的人说，当他们到达巅峰状态时，他们根本不用思考一挥而就。

> "创造，我们需要的是技能以及从技能中解放出来。到最后，我们通过练习将技能变成了潜意识。"
>
> ——Stephen Nachmanovitch（1990，p. 73）

在心流状态中，我们可能并不能察觉我们正在做什么以及我们竟然做得这么好，比如闭着眼睛演奏一段绝妙的独奏片段，甚至毫无察觉地为舞者的舞步伴奏。对于某些人来说，或许是你开车回家然而你并不记得自己是怎么开到车库门前的。不论这些是如何发生的，这是一种思想的超越以及一种无须步步思考就可以高水平发挥的能力。"无意识胜任"是如此强大，即便是大师级的演奏者也很难解释清楚他们是如何做到那些事情的（比如演奏）。你是否遇到过这样的老师，他能够向你示范他们所做的，却不能解释他们是如何得此要领的，更不用说要解释如何做到。但是有一件事是可以肯定的，无意识胜任是植根于技术中的，也就是说精进个人的技能水平应始终被看作重要且持续前进的过程。

有了上面这些可能性加之 IAPs 以及心流状态音乐创作，面对特定的行为我们可以设想出许多种情景假设。例如，如果某人在团体中没有随着其他人的改变而改变节奏，这或许是因为：

1. 他们并没有注意到这个改变因为他们不明白或识别不出节拍。（心流；IAP：变化性—僵化的；第一阶段）
2. 他们意识到了改变，但是因为缺乏相应的音乐技能而无法跟上。（焦

虑；第二阶段）

3. 他们有能力改变，但是

 A. 因为他们更喜欢第一种节奏所以才选择不改变。（心流；IAP：自主性—抗拒者；第三阶段）

 B. 不改变是因为重复节奏对他们来说既简单又有趣。（心流：挑战检测；IAP：自主性—抗拒者；第四阶段）

 评估，就像其他所有技能一样，需要你花时间学习和练习。当你和同伴一起即兴时，可各自分担演奏者和观察者的角色。运用"心流状态"、IAPs 和四个阶段模型来帮助你对音乐背后的动力和意义进行评估。和所有体验式学习一样，与团体其他成员和你的指导老师一起用恰当的技术提供反馈和处理。

第七章回顾

- 心流状态音乐创作基于个体在感知到的技能与挑战之间的平衡。
- 可以通过管控技术水平、挑战水平以及自我概念来观察并达到心流状态的指标。
- IAPs 提供了一种当下的聆听框架。
- IAPs 的标尺包括：显著性、整合性、变化性、紧张性、和谐性和自主性。
- IAPs 可以衡量音乐关系但不一定能揭示意图。
- 四阶段学习模式由胜任、无能、意识和潜意识这四种状态组合而成。
- 心流状态音乐创作、IAP 以及四阶段学习模式可以结合使用，用以评估各种状态、关系和发展阶段。

发展你的实践

学无止境

这里呈现的技术都是音乐技术，但并不是音乐所专有的。比如一个舞者，当她了解了我们所说的"同步"时，可能会说"是的，我们也这么做，这就是我们说的镜像"。一个视觉艺术家了解了音乐中独奏和伴奏的概念，可能会将之与近景和背景的概念联系起来。甚至是一些我们公认为在艺术领域之外的专业（虽然不是很多），如心理治疗，也有一些术语可以反映我们认为是音乐所独有的概念。如本书最开始提到的，即兴（以及与之相关的技术）以各种我们所能想到的形式贯穿生命始终。如果你细心观察并熟悉这些概念而且也知道它们是如何起作用的，你会发现它们实际上可以被应用到生活中的方方面面。基于这一点，可考虑用下面的方式来拓展你的音乐和临床即兴技巧，同时在你的生活中学以致用，从而深化各种关系而将生命发挥到极致，仿佛它们有无限潜力。

时时皆良辰

你在任何地方任何时间都可以探索和发展即兴。事实上，脱离你所熟悉的首选形式对于练习技术、加深体验、向新事物敞开你自己以及对已熟悉的事物获得更清晰的观点都是很有帮助的。关注当你运用即兴技术时，不管是直接的、有意识的练习，还是间接的通过无意识的动作；无论你是否意识到它，当你在生活中前行时，你都会运用各种不同的方式，如同步、模仿、匹配、重新定向、调整、引入改变、创造空间、插入和建立根基等。

跨界模式

如上所述，这些技术虽然在本书中是以音乐的形式呈现的，但也是普遍存在的，可以通过其他多种媒介或形式补充、拓展和探索发展。为了同时提升你艺术创造的能力并为你的来访者的表达、合作和分享提供更多形式的选择，可以考察在其他形式的媒介中练习这些技术。其中包括视觉艺术、语言艺术、诗歌、舞动、视频制作、动画制作、黏土和多媒体。同时在某种具体形式的媒介里以及两三种媒介之间进行探索。比如：为一段即兴演奏录音，重放并即兴一段舞蹈（舞动）。让人为这段舞蹈拍照或录像，然后以此激发灵感来作诗或绘画。把探索媒介作为一种连续的创造性表达。从我们的童年经验中（或至少是在观察孩子们自然的玩耍）可以获知，在艺术创作中，我们用来区分的诸如"舞蹈""视觉艺术""音乐"和"多媒体"的那些界线消融掉了，而且真正整体和全面的自然通过我们天生的玩耍冲动和无限的创造力昭然若揭。

别开生面

在任何音乐体验中，对即兴演奏技术的运用绝不应该局限于即兴演奏本身。当我们想到作曲时，可能会将即兴视作这种规模稍大的体验中的核心组成部分，其运用声音、音色、模进、歌词等来达成我们创作一个作品的目的，这个作品是付诸努力的结晶——一个愿景的实现。即兴演奏技术可以为乐思进行"按摩"，将其弯曲延展成不同的形状直到他们可以让我们满意地契合在一起。当你在作曲过程中觉得"停滞不前"或"卡住了"，你或许可以用音乐内部或音乐间技术帮助你朝着你的既定目标觅得一条新通途。

在再创体验中，即兴技术是非常有价值的，它可以让我们把新鲜氧气带入熟悉的素材中。有时，一首歌变得很"固化"，仿佛因为不断的重复而变得僵化，隐匿了锋芒，你知道接下一句是什么，变得黯然失色。记住，事物或事情的局限是我们加诸的。尝试运用即兴演奏技术改变你所熟悉的歌曲或音乐曲式中一个或多个部分，在节奏、动力、音色、音高、织体和形式上做工作。去改变它——就在当下，即便你再熟悉，你也不会完全相同地演两次同一歌曲。

接受式体验同样可以从即兴技术中获益。如上面提到的，可以使用许多种形式对你所听到的内容进行反应和回应。思考你不仅仅"是"在聆听，更重要的是你"如何"聆听，你跟音乐的"聆听关系"是什么样的？你是否在你头脑中创造了意象？你是否通过动作、视觉或触觉形式进行了同步表达？你是否在聆听音乐之后创作了绘画或投入的讨论？你会与音乐同步，还是与之形成对比？音乐在聆听即兴演奏中扮演的角色是什么？当你突破自己所感知到的界限后，你就总会有方法来推陈出新、吐故纳新、找到那些令你心满意足的自身优势。

人际关系过程

在即兴演奏早期阶段，治疗师要与来访者发展融洽、信任的关系。治疗师为来访者提供了自我表达的选择并帮助来访者建立了沟通的平台。在这个阶段，随着不断学习乐器、技术以及如何使用媒介而获得了控制感。治疗师与来访者一起工作并指导他由此建立了工作关系。常常以非言语或间接性（隐喻象征的）方式对思想和感受进行探索与表达，同时，不安全感、威胁感和自我意识感降到最低。

在第二阶段，来访者运用音乐工具辨别并表达治疗目标中的核心议题。在治疗师的帮助下，来访者可能会面质隐匿的、潜意识的、压抑的或不被接纳的想法、感受和观点。关系（同时包括个人内部和人际间的关系）的发展和探索成为获得核心议题内省的方式，并让这些议题浮出水面，得以通过言语或非言语的手段直接处理这些议题。终极目标就是来访者在他自己的思想、信念、自我防御和行为上获得了新的内省。

在第三阶段，来访者开始发展应对或积极转变思想和行为的技能。这通常始建于音乐体验，然后泛化到日常生活中：在这个过程中，治疗师只为来访者提供承担更多责任的机会，来访者能够多扮演领导者的角色，并让生活发生有意义的改变——治疗师仅仅作为同行的旅伴和支持者。

第四阶段是最终阶段，是来访者将在治疗过程中获得的自主性、内省和学习收获迁移泛化到其与家庭、朋友和同事之间的关系中去。治疗师帮助来访者结束治疗过程及关系（Bruscia，1987）。

即—兴

在音乐治疗中的治疗关系情境下运用这些技术意味着其终极目标是帮助来访者。我们练习这些技术是为了变得"无意识胜任"，从而将关注的焦点放在如何帮助来访者达到其目标上。从来访者的福祉来看，我们可以将临床即兴演奏音乐治疗过程视为音乐性的和进步提高。人们也可以坚信提高源自"即兴"，的确是的！*将来访者的进步提高作为你的首要目标，需要谨记以下几点：

- 只有当技术呈现积极效果时方可使用。
- 如果某种技术无效了就换一个——你永远不要被某一个选择束缚住，永远可以另辟蹊径。
- 多做那些看起来起作用的，但是记住每一次的体验都是独一无二的，这次起作用的未必下次也起作用。
- 准备好全新的眼光、耳朵和内心去面对每一次治疗。
- 根据需要在技术的各个分类之间游走。例如，如果你已经成功地运用

---

*英文中的提高 improvement 和即兴 improv 非常相似。——译者注

了启发技术，根据当下的需要转移到其他技术上而不是因为它起作用就继续停留在上面。继续在一个已经敲平的钉子上砸是没有用的，可能造成的伤害比益处多。

● 永远在需要的基础上运用技术达成其分类目标。实时评估需要你在与来访者工作的同时又保持客观观察。了解你为什么运用某种具体的技术是治疗过程的核心，也是音乐治疗师品质的决定性因素。

● 做好存在于当下的准备、相信自己受过的培训、经验以及直觉，这些可以引导你达到你的最佳状态。

● 不断地为进取而奋斗，但是要知道你是在这条道路上帮助他人。尽己所能并为自己的共享感到自豪。你所做的工作触摸着人们的心灵和生命，有着深刻的意义但同时又是默默无闻的。

自我提升或即兴

最后，花些时间为自己创作音乐。你或许会认为花时间"与声音玩耍"、没有清晰定义的目标（比如学一首歌或练习某一具体的乐器技巧）是自我放纵，甚至是浪费时间的。毕竟，你的生活中还有很多人需要你的关注——你的伴侣、孩子、朋友、生意伙伴和宠物。问自己一个中肯的问题：花些时间为自己创作音乐真的会降低我照顾他人的能力吗？现在，我希望你能认可这其实会产生相反的效果，即花时间去创造、即兴、一边前行一边创造你的道路，笼统点来说就是花时间开启自由活动模式，这只会帮助你成为一个更积极回应他人、理解他人、有共情能力、关怀他人和放松的人。照顾好自己是你为能够照顾你生命的其他人担起责任的重要一步。所以，花点时间玩耍——只为你自己。时刻聆听围绕着你的无限智慧，并从中学习。

这里介绍的是适用于即兴音乐创作的乐器，尤其适合那些没有太多音乐能力或音乐受训经验的来访者。这些特殊类型的乐器之所以在即兴演奏中尤为有用，是因为它们既提供了审美的愉悦体验（由于它们的音色、视觉效果和触感等特性），同时也比较容易掌握。以下是对这类乐器的简要描述，有些乐器可以在音频范例里听得到。其中大部分乐器都可以在市面上买到。

颂钵

颂钵是一种圆筒形的体鸣乐器。它们通常由金属（铜）、水晶（石英）或玻璃制成。直径为 10 ～ 50 厘米。金属钵，有时也叫"西藏钵"，偶尔会调成特定的音高，而水晶钵和玻璃钵则基本上会被制成各种各样的特定音高。颂钵是用一个大的钵槌进行摩擦而演奏的，钵槌上通常裹着皮革或是橡胶。颂钵纯净和持续的声音特点令其可为哼鸣、唱诵、吟诵、歌唱或乐器演奏进行伴奏的持续低音。

框鼓

框鼓是一种膜鸣乐器。通常是单头式，鼓面宽度大于鼓深度，由于其可以演奏出不同的音而非常适用于音乐即兴演奏。除了用来演奏节奏固定音型，这种乐器还可以用来提供调性中心或根基。作为持续低音时，其深沉、丰富的音色提供了一种稳定感，在其之上可以创作歌唱。许多框鼓能够调节特定的音高，使其能够与其他有音高的乐器相兼容。框鼓轻而便携，拥有悠久丰富的历史。

非洲裂缝鼓

裂缝鼓或称为舌鼓，是一种有音高的木质体鸣乐器。将木箱顶部切割成"琴键"或"齿状"制作而成。某些高品质的裂缝鼓可以调出具体音高和音阶，通常是不同类型的五声音阶。音键通常用鼓槌敲奏，但是也可以用手指或手进行演奏。它们可以用来创作旋律固定音型、旋律和调性根基。裂缝携带鼓轻便且易于掌握。

钢舌鼓

钢舌鼓是一种金属体鸣乐器，与裂缝鼓原理相似。它像一只倒扣的钵，在上面切割出数个有不同长度和音高的"音条"。其特色是五声音阶以及有各种调性和音域的选择。"HAPI drum" "Zen Tambour" 和 "Eclipse drums" 都是钢舌鼓的品牌，都很适用于那些需要乐器的声音柔和的、乐器本身持久耐用且容易掌握的体验。

克林巴琴

克林巴琴是非洲安比拉琴的现代版，是一种有音高的金属体鸣乐器。它的特点是一些金属"音键"排列在木头或葫芦基座上。这些音键可以调成不同的音阶，五声音阶和自然音阶都可以。这些音键用拇指或有时是食指进行演奏。克林巴琴的演奏可以提供旋律固定音型、旋律和调性根基。

美洲原住民长笛

美洲原住民长笛是一种气鸣乐器。它们的特点通常是有五个或六个音孔，能吹奏出五声音阶和自然音阶。当使用五个音孔时，其音域与六音或七音裂缝鼓相类似，但是大部分音都可以做向上或向下的滑音装饰音，而且在五孔长笛上可以演奏完整的自然音阶。长笛首先是一种旋律乐器，但是也可以用来演奏持续低音以及旋律和节奏固定音型。

膝上扬琴

膝上扬琴又称为阿巴拉契亚扬琴或高山扬琴，是一种三弦或四弦的弦鸣乐器，根据模式不同常以根音—五音—五音或根音 1—五音—根音 2 进行调音。美国三弦是手持版的膝上扬琴，弹奏起来有点像吉他或尤克里里。有助于演奏持续低音、旋律固定音型、和弦进行和旋律。扬琴以其可以演奏自然音阶的音品为特色。

音条乐器

音条或槌类乐器包括三种体鸣乐器：木琴（X）、金属木琴（M）和钟琴（G）。特殊设计的音条乐器常被称为"奥尔夫乐器"，其特点就是音条可以拆卸，"拆掉"音条是为了防止演奏时出现"错音"。奥尔夫乐器通常有四种尺寸：低音（低音木琴或低音金属木琴）、中音（中音木琴、中音金属木琴或中音钟琴）、高音（高音木琴、高音金属木琴或高音钟琴）以及倍低音（倍低音木琴）。整套奥尔夫乐器（从倍低音木琴到高音钟琴）所提供的音域跨度非常宽，是从大字组的 C 到小字三组的 A。奥尔夫乐器非常适用于提供持续低音、旋律及和声固定音型、调式和功能和声以及旋律。

舒如提盒子

舒如提（梵文意为"听到"或"聆听"）盒子是一种气鸣乐器，与手风琴的发声原理非常相似，推动空气穿过小"簧片"所产生的振动发出不同音高的音。舒如提盒子有两种基本的音区类型：男（低音）和女（高音）。它们的特点还包括各种音符排列组合，有些只有四个或五个音，有些则包含一整个八度的半音音阶。音符是通过露出特定的音孔让气流穿过而发音的。重音的演奏则是非常规的，通过在风箱上施加压力而演奏。舒如提盒子是理想的提供调性根基的乐器，最常见的是放开所有的音所形成的纯五度音程。

尤克里里

尤克里里是一种四弦弦鸣乐器。它们有各种型号且容易上手。它们是理想的能演奏出简单和弦以及和弦进行的伴奏乐器。它们还可以作为"固定调音"乐器，不管是其传统调音模式（G-C-E-A）还是微调成开放式调音模式。尤克里里用手指或拨片进行演奏，可以提供旋律与和声固定音型以及旋律。

下面的建议是在行之有效的即兴演奏中，作为独奏者、搭档和团体成员 / 领导者所应具备的能力。苏珊·戈斯乔姆教授（Susan Gardstrom）在她的著作《团体音乐治疗即兴演奏》（*Music Therapy Improvisation for Groups*，2007）一书中列出了有效领导团体音乐治疗即兴演奏体验需要具备的能力清单。下面的列表是其书中列表的一部分，主要是针对团体音乐即兴的部分。完整列表可详见原著。此处列出的全部能力与原著使用了相同的索引字母以及数字编号，其中有些是由本书作者添加的，以字母"K"标注。

预备技能（Preparatory Skills，PR#）

PR1	定义临床音乐治疗即兴演奏。
PR7	识别临床即兴演奏中常用的节奏元素。
PR8	在各种各样的速度中建立并保持某种律动。
PR8.5	在原速度中创作逐渐和突然的改变。（K）
PR9	建立并保持律动中的细分节奏。
PR10	运用力度重音建立双拍子和三拍子。
PR11	在双拍子和三拍子结构下创作简单和复合的节奏模式。
PR12	创作精彩的节奏华彩乐段。
PR13	识别临床即兴演奏中常用的调性元素。
PR14	在各种不同的调式和调性中创作旋律。
PR15	即兴简单的和声结构。

PR16	记忆一些和声即兴（进行）并进行二度创作。
PR17	识别临床即兴演奏中常用的织体元素。
PR18	假定各种音乐角色以此来创作不同的织体。
PR19	在每件乐器上展示多样的演奏方法。
PR20	识别临床即兴演奏中常用的动力元素。
PR21	创作音量上的渐进改变和突变。
PR22	识别临床即兴演奏中常用的音色元素。
PR23	在每件乐器上演奏展示各种不同的音色。

音乐辅助技能（Musical Facilitative Skills，MU#）

MU1	模仿来访者的回应。
MU2	与来访者的演奏同步。
MU3	将来访者的音乐动机因素融合到即兴中。
MU4	演奏与来访者的精力水平同步。（音乐上）
MU4.5	在节奏、速度、音色和调性上匹配来访者的音乐。（K）
MU6	建立并保持节奏根基。
MU7	建立并保持调性根基。
MU7.5	转换至不同的节拍、调性或调性中心。（K）
MU8	运用重复来邀请来访者回应。
MU9	示范期望达到的音乐回应。
MU10	在自己的即兴中为来访者进行即兴留出空间。
MU10.5	创造对话的机会。（K）
MU11	在来访者留出的空间里插入音乐。
MU12	引入音乐改变以重新定向来访者的演奏。
MU13	激化即兴演奏中的元素。
MU13.5	缓和即兴演奏中的元素。

MU15　　通过创作并重复某音乐主题与来访者产生联结。

MU16　　展示音乐独白的有效运用。

MU17　　在团体即兴演奏中逐渐隐退。

MU19　　创作各种音乐形式。（K）

MU20　　构建各种即兴演奏体验。（K）

附录 C **体验式学习任务**

任务 1

完成第二章中的以下练习，并记录对每一次练习的简要描述：

艺术摹仿自然：语言音乐［1］、动物音乐［2］、机械音乐［3］、自然音乐［4］、同心圆聆听［5］、自然二重奏［6］

任务 2

完成第三章中的以下练习：

基础声音：呼吸音乐［7］、嗓音音乐［8］、回归音［9］。

旋律线：旋律线［10］、感受声音［11］。

音色：共振峰和音色的探索［12］、共振峰与吟诵［13］。

任务 3

完成第三章中的以下练习：

动力：音量等级［14］、动力轮廓［15］、重音［16］。

表达性吟诵：表达性吟诵［17］、乐句［18］、咏唱［19］。

任务 4

完成第三章中的以下练习：

节奏：节拍［20］、节奏性固定音型［21］、寻找音调［22］、调性固定音型［23］、旋律性固定音型［24］、加速［25］、减速［26］、划分［27］、合并［28］、延展［29］、减值［30］。

任务 5

完成第三章中的以下练习：

音乐句法：陈述［31］、表达性陈述［32］、询问［33］、回答或应答［34］、重复［35］、主题与变奏［36］、曲式［37］。

装饰音：连音和倚音［38］、双倚音［39］、滚奏和颤音［40］、颤吟［41］、突变［42］、滑音［43］、塞壬［44］、滑奏［45］、延留［46］、回音［47］。

任务 6

完成第四章中的以下练习：

持续低音：持续低音类型［48］、音区［49］、持续低音之上的塞壬［50］。

五声音阶：Do 调式［51］、Re 调式［52］、Mi 调式［53］、Sol 调式［54］、La 调式［55］；民族五声调式［56］。

任务 7

完成第四章中的以下练习：

自然调式体系：伊奥里亚调式［57］、艾奥里亚调式［58］、多利亚调式［59］、混合利底亚调式［60］、利底亚调式［61］、弗利几亚调式［62］、罗克里亚调式［63］。

其他音阶：民族音阶［64］、全音音阶［65］。

半音阶：钢琴锣［69］、圆罗宾转换［70］、12 度张力［72］、12 音华彩［73］。

任务 8

完成第四章中的以下练习：

和弦转换［66］、移动低音［67］、标准化和弦进行［68］。

任务 9

完成第五章中的以下练习：

共情技术：匹配［74］、同步［75］、标记［76］、模仿［77］、纳入［78］、模拟情景 1。

任务 10

完成第五章中的以下练习：

结构技术：节奏根基［79］、节拍根基［80］、调性根基［81］、和声根基［82］、塑形［83］、陪伴［84］、节奏重构［85］、和声重构［86］、模拟情景 2。

任务 11

完成第五章中的以下练习：

启发技术：重复［87］、激发［88］、示范［89］、创造空间［90］、插话［91］、模拟情景 3。

对话技术：应答［92］、补充［93］、扩展［94］、配对［95］、模拟情景 4。

任务 12

完成第五章中的以下练习：

重定向技术：引入改变［96］、节奏转换［97］、调性转换［98］、打断［99］、强化［100］、安定［101］、对比［102］、模拟情景 5。

亲密技术：分享［103］、结盟［104］、独白［105］、模拟情景 6。

程序技术：指挥［106］、撤后［107］、模拟情景 7。

任务 13

按以下类型带领并记录团体即兴演奏：

非指代性乐器即兴［108］、指代性乐器即兴［109］、歌曲即兴［110］、非指代性嗓音即兴［111］、身体即兴［112］、多媒介即兴［113］、指挥即兴［114］。

任务 14

使用团体即兴演奏录音，运用即兴演奏评估特征表框架中的原则和术语分析音乐。在每个梯度中至少记录一个样例。

任务 15

心流状态音乐创作［115］、IAPs 用于录音音乐［116］、IAPs 用于个人录音［117］、IAPs 用于团体录音［118］、IAPs 用于观察即兴［119］、IAPs 用于团体即兴［120］。

任务 16

运用"音乐特征和情绪"表（表 2），根据每栏中的各个标准演奏每一种情绪，并进行录音（一两分钟）。录音样例可以是独奏、合作或团体的演奏。设计并实施一项调查，研究聆听这些录音的人对这五种情感分类的感知。

日期：_____　　　　带领者：_____

搭档或团体成员：

_____

_____

_____

体验类型：

·非指代性乐器即兴　　·指代性乐器即兴　　·歌曲即兴

·非指代性噪音即兴　　·身体即兴　　·多媒介即兴　　·指挥即兴

配器、角色等：

_____

_____

_____

使用的主要技术：

_____

_____

_____

总体观察：

_____

_____

起作用的是什么：

什么发生了改变：

请扫描二维码来收听以下全部音频。

音乐技术与特质

01. 种子拨浪鼓：动力轮廓、颤音、渐强、渐弱

02. 拨浪鼓：12/8 拍、重音、固定音型

03. 长笛：重音、持续低音、推弦、滑音

04. 人声：吟唱、乐句、重音

05. 木琴：旋律固定音型、调性固定音型、变奏、五声音阶

06. 裂缝鼓：调性根基、切分音、变奏、重音

07. 克林巴琴：和声根基、加速

08. 木鱼：分化、联结、节奏转换（从双拍子到三拍子）

09. 克林巴琴：延展、减值

10. 长笛和裂缝鼓：延展、减值、匹配、强化、安定

11. 裂缝鼓：陈述、变奏

12. 美国三弦：询问和应答、自然音阶

13. 裂缝鼓：滚奏、12/8 拍、重复、休止、连击、改变音色

14. 口哨：陈述、主题、滑音、ABA 曲式

15. 裂缝鼓：滚奏、装饰音、固定音型、变奏、12/8 拍、ABA 曲式

16. 舒如提盒子、人声和钟琴：刮奏、滑音、旋律扩展、7/8 拍、拱形曲式

17. 长笛：三音旋律、主题及变奏、重音、装饰音

18. 长笛：推弦、装饰音、五声音阶、回音、揉弦、颤音

19. 木琴：回音、刮奏、装饰音、自然音阶

20. 舒如提盒子和人声：持续低音、塞壬

21. 口哨：塞壬、推弦 / 滑音、揉弦

22. 长笛：推弦 / 滑音、装饰音、回音、揉弦、重音

23. 响板：节奏固定音型、连击、双倚音

24. 长笛：颤音、推弦 / 滑音、装饰音、五声音阶、节奏华彩、

25. 长笛：揉弦、装饰音、回音、重音、五声音阶

26. 颂钹：调性根基

27. 舒如提盒子：D 和 A 调性根基

28. 长笛和木琴：6/8 拍、C 和 A 上变换持续低音

29. 尤克里里和人声：和声根基、吟诵、五声音阶

30. 哈皮鼓和长笛：推弦 / 滑音、5/8 拍、7/8 拍、对比、拱形曲式、陪伴

31. 钟琴：民族调式音阶、五声音阶（A–B–C–E–F）、变换原速度

32. 中音金属木琴：伊奥利亚调式

33. 中音金属木琴：艾奥里亚调式

34. 中音金属木琴：多利亚调式

35. 中音金属木琴：混合利底亚调式

36. 美国三弦：混合利底亚调式

37. 中音金属木琴：利底亚调式

38. 中音金属木琴：弗利几亚调式

39. 中音金属木琴：罗克里亚调式

40. 框鼓和人声：音色、节奏根基、民族调式音阶、7/8 拍

41. 舒如提盒子和人声：持续低音、民族调试音阶、吟诵、推弦 / 滑音

42. 尤克里里和人声：和声根基、和声转换、I—IV

43. 尤克里里、木琴、铃和人声：和声转换（vi—IV）、独奏

44. 尤克里里和人声：和声根基、和声转换（vi—IV）

45. 低音木琴和高音木琴：移动低音、重复

46. 尤克里里和人声：和声根基、和声进行（I—IV—V—IV）

47. 风琴和人声：和声进行（I—IV—I—V、vi—IV—I—V）、吟诵、延留

48. 尤克里里和人声：和声根基、和弦进行（I—vi—ii—V）

49. 尤克里里和人声：和弦进行（I—vi—IV—V）、咏唱（拟声唱法）

50. 尤克里里和人声：和声根基、和声进行（vi—V—IV—III7）

51. 尤克里里和人声：和声根基、和弦进行（C 布鲁斯）

52. 钢琴：半音、支撑、"钢琴锣"

53. 马林巴：半音、装饰音、重音、音区、变奏

临床技术、音乐技术和音乐特质

黑体字代表治疗师角色。下划线处代表临床技术。

54. **金属木琴** – 木琴：匹配、旋律固定音型、独奏

55. **框鼓** – 高音木琴：同步、摇摆和直拍感觉、乐句

56. **土耳其手鼓** – 框鼓：模仿、双拍子和三拍子

57. **长笛** – 木琴：同步、五声音阶

58. **土耳其手鼓** – 方梆子：模仿、音色、双音

59. **土耳其手鼓** – 框鼓：节奏根基、制造空间、纳入

60. **土耳其手鼓** – 方梆子：根基、3/4 拍子、转调

61. **土耳其手鼓** – 方梆子：根基、重构

62. **框鼓** – 沙锤：插入、重复、示范

63. **低音木琴** – 高音木琴：和声根基、大调音阶（I—IV—V）

64. **沙铃 – 拨浪鼓**：<u>插入</u>、<u>制造空间</u>、<u>模仿</u>、<u>陪伴</u>

65. **鼓和人声 – 沙锤**：<u>激励</u>、<u>重复</u>、<u>制造空间</u>

66. **土耳其手鼓 – 方梆子**：<u>制造空间</u>、<u>激励</u>、<u>模仿</u>、<u>根基</u>

67. **长笛 – 木琴**：<u>标记</u>、<u>重音</u>

68. **框鼓 – 木琴**：<u>制造空间</u>、<u>陈述</u>、<u>应答</u>

69. **木琴 – 钟琴**：<u>激励</u>、<u>示范</u>、<u>制造空间</u>、<u>对话</u>

70. **木琴 – 金属木琴**：<u>陈述</u>、<u>补充</u>

71. **框鼓 – 木琴**：<u>匹配</u>、<u>塑形</u>、<u>陪伴</u>

72. **木琴 – 金属木琴**：<u>陈述</u>、<u>重复</u>、<u>同步</u>

73. **鼓 – 木琴**：<u>根基</u>、<u>匹配</u>、<u>陪伴</u>、<u>隐退</u>

74. **长笛 – 裂缝鼓**：固定音型、<u>节奏转换</u>（4/4—6/8 拍）、<u>同步</u>

75. **低音木琴 – 中音木琴**：<u>节奏和调性转换</u>（4/4—3/4 拍、CM—Am）

76. **土耳其手鼓 – 方梆子**：<u>根基</u>、<u>插入</u>

77. **美国三弦 – 长笛**：<u>调性根基</u>、<u>强化</u>、<u>安定</u>

78. **低音长笛 – 克林巴**：<u>对比</u>、<u>插入</u>、ABA 曲式

79. **长笛 – 裂缝鼓**：固定音型、<u>匹配</u>、<u>隐退</u>

80. **沙铃 – 吉他**：<u>独白</u>、布鲁斯进行

81. **裂缝鼓 – 裂缝鼓**：<u>根基</u>、<u>示范</u>、<u>分享</u>

即兴类型

下划线字体代表临床技术。

82. 非指代性乐器即兴：固定音型、五声音阶

83. 非指代性乐器即兴：伊奥利亚调式

84. 指代性乐器即兴："日渐天明"

85. 指代性乐器即兴："池塘人生"

86. 歌曲即兴：A 调布鲁斯、<u>独白</u>、<u>陪伴</u>、独奏

87. 歌曲即兴：咏唱、和弦转换（vi—V）

88. 非指代性人声即兴：固定音型、音色、音区、吟诵

89. 非指代性人声即兴：舒如提盒子、吟诵、匹配、同步

90. 身体与人声即兴：节奏转换（4/4—3/4 拍）、强化

91. 多媒介即兴：多利亚调式、模仿、重复、陪伴

92. 指挥即兴：回旋曲式、（由指挥者指定次小组）

探寻：询问或探求获取关于来访者的信息。以助于：

- 治疗师了解来访者的想法或感受。

- 为来访者分享其想法或感受提供机会。

- 促进来访者之间的自我暴露。

反映感受：通过语言或动作呈现来访者叙述的感受。以助于：

- 显示治疗师的共情和理解。

- 深化来访者和治疗师的融洽关系。

- 为音乐或语言探索提供了一个主题。

内容重述：总结来访者陈述的认知内容，以助于：

- 呈现出你聆听到了来访者所说的话。

- 建立并强化治疗关系。

- 为引发来访者不同的或额外的信息提供了机会。

澄清：询问问题以核实来访者之前提供的信息，以助于：

- 建立联结与融洽关系。

- 促进来访者分享更详细的细节和信息。

- 促进你对来访者试图表达的内容的理解。

反馈：描述对某人来说他人看起来怎么样、听上去如何以及感觉如何，以助于：

- 为来访者提供可能会有所帮助的信息。

- 提供对来访者行动/行为所产生的影响的内省洞察。

- 带出来访者之间的议题。

自我暴露：分享个人的想法、感受等信息来增进关系，以助于：

- 减轻来访者的压力、成为焦点的压力。
- 表明共情和理解。
- 与来访者建立联结。

总结：回顾活动并简明陈述，以助于：

- 识别重点和主题。
- 获得来访者最终的回应。
- 为后续活动提供主题。

参考文献

Alvin, J. (1975). *Music Therapy*. London: Hutchinson & Co.

Arrien, A. (1993). *The four-fold way: Walking the paths of the warrior, teacher, healer and visionary*. New York, NY: HarperCollins.

Bailey, D. (1993). *Improvisation: Its nature and practice in music*. New York, NY: Da Capo Press.

Benson, B. (2003). *The improvisation of musical dialogue: a phenomenology of music*. Cambridge, MA: Cambridge University Press.

Borczon, R. (1997). *Music therapy: Group vignettes*. Gilsum, NH: Barcelona.

Borczon, R. (2004). *Music therapy: A fieldwork primer*. Gilsum, NH: Barcelona.

Bruscia, K. (1987). *Improvisational models of music therapy*. Springfield, IL: Charles C. Thomas.

Bruscia, K. (1991). *Case studies in music therapy*. Gilsum, NH: Barcelona.

Bruscia, K. (1998). *Defining music therapy* (2nd ed.). Gilsum, NH: Barcelona.

Bruscia, K. (2001). *Nordic Journal Forum*, March 2nd, http://njmt.b.uib.no/.

Crowe, B. (2004). *Music and soul making: toward a new theory of music therapy*. Lanham, MD: Scarecrow Press.

Csikszentmihalyi, M. (1990). *Flow: The psychology of optimal experience*. New York, NY: Harper & Row. 182.

Custodero, L. (2005). Observable indicators of flow experience: A developmental perspective on musical engagement in young children from infancy to school age. *Music Education Research.Vol. 7* (2), 185-209.

Flatischler, R. (1992). *Ta ke ti na: The forgotten power of rhythm. Medocino*, CA: LifeRhythm.

Gardstrom, S. (2007). *Music therapy improvisation for groups: Essential leadership competencies*. Gilsum, NH: Barcelona.

Gaynor, M. (2002). *The healing power of sound: Recovery from life-threatenging illness using sound, voice, and music*. Boston, MA: Shambala.

Goodkin, D. (2004). *Play, sing, & dance: An introduction to orff-schulwerk*. Miami, Fl: Schott.

Jackert, L. (2006). Developing My Music Self-The Prelude to Strength-Based Improvisation and the Joy of Collaboration. *Voices: A world forum for music therapy*. Retrieved October 18, 2011, from http://www.voices.no/?q=content/ developing-my-music-self-prelude-strength-based- improvisation-and-joycollaboration.

Juslin, P.N. and Laukka, P. (2003). Communication of emotion in vocal expression and music performance: Different channels, same code? *Psychological Bulletin, 129,* 770-814.

Kennedy, M. (1980). *The concise oxford dictionary of music: Third edition*. NY, New York: Oxford University Press.

Lecourt, E. (1991). Off-beat music therapy: A psychoanalytic approach to autism. In Bruscia, K. (Ed.), *Case studies in music therapy* (pp. 73-98). Gilsum: Barcelona.

Levitin, D. (2006). *This is your brain on music: The science of a human obsession*. NY, New York: Penguin.

Limb, C.J., & Braun, A.R. (2008). Neural substrates of spontaneous musical performance: an fmri study of jazz improvisation. *PLoS ONE 3* (2): e1679. Doi:10.1371/journal.pone.0001679.

Lowitz, L. & Datta, R. (2005). *Sacred sanskrit words: For yoga, chant and meditation*. Berkeley, CA: Stone Bridge Press.

Madson, P. (2005). *Improv wisdom: Don't prepare, just show up*. NY. New York: Bell Tower.

Miell, D., MacDonald, R., & Hargreaves, D. (2005). *Musical communication*. NY, New York: Oxford University Press.

Nachmanovitch, S. (1990). *Free play: Improvisation in life and art*. NY, New York: Tarcher/Putnam.

Oshinsky, J. (2008). *Return to child: Music for people's guide to improvising music and authentic group leadership*. Goshen, CT: Music for People.

Pink, D. (2006). *A whole new mind: Why right-brainers will rule the future*. New York, NY: Penguin Group.

Reidelsheimer, T. (Director). (2004) *Touch the sound* [Motion picture]. Germany: Piffi Media.

Schnebly-Black, J. & Moore, S. (1997). *The music inside: Connecting body, mind, and spirit through music*. Van Nuys, CA: Alfred.

Thomson, W.F., & Robitaille, B. (1992). Can composers express emotions through music? *Empirical Studies of the Arts, 10*, 79-89.

Werner, K. (1996). *Effortless mastery: Liberating the master musician within*. New Albany, IN: Jamey Aebersold Jazz.

Wigram, T. (2004). *Improvisation: Methods and techniques for clinicians, educators and students*. London: Jessica Kingsley.

Wooten, V. (2006). *The music lesson: A spiritual search for growth through music*. New York, NY: Berkeley. 184.